# 血管

## 干净不生病

胡大一 ————— 主编

北京大学人民医院心血管研究所所长
教授、博士生导师
国家和首都突出贡献专家
享受国务院政府专家津贴

吉林科学技术出版社

**图书在版编目（CIP）数据**

血管干净不生病 / 胡大一主编 . -- 长春：吉林
科学技术出版社，2022.1
ISBN 978-7-5578-7707-1

Ⅰ.①血… Ⅱ.①胡… Ⅲ.①血管疾病-防治
Ⅳ.①R543
中国版本图书馆 CIP 数据核字（2021）第 160987 号

# 血管干净不生病

XUEGUAN GANJING BU SHENGBING

| | |
|---|---|
| 主　　编 | 胡大一 |
| 出 版 人 | 宛　霞 |
| 责任编辑 | 练闽琼　穆思蒙　李思言 |
| 封面设计 | 悦然文化 |
| 制　　版 | 悦然文化 |
| 幅面尺寸 | 167 mm×235 mm |
| 开　　本 | 1/16 |
| 字　　数 | 260千字 |
| 印　　张 | 15 |
| 印　　数 | 11 001-16 000册 |
| 版　　次 | 2022年2月第1版 |
| 印　　次 | 2024年4月第3次印刷 |
| 出　　版 | 吉林科学技术出版社 |
| 发　　行 | 吉林科学技术出版社 |
| 地　　址 | 长春市福祉大路5788号出版大厦A座 |
| 邮　　编 | 130118 |

发行部电话/传真　0431-81629529　81629530　81629531
　　　　　　　　　81629532　81629533　81629534
储运部电话　0431-86059116
编辑部电话　0431-81629517
印　　刷　长春新华印刷集团有限公司
书　　号　ISBN 978-7-5578-7707-1
定　　价　49.90元
如有印装质量问题　可寄出版社调换
版权所有　翻印必究　举报电话：0431-85635186

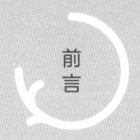

# 前言

饥一顿饱一顿、总是吃夜宵、经常吃得太油腻、盐摄入过多、运动量少……日积月累，血管里油太多了，血管不通了，高血压、血脂异常、糖尿病、冠心病、动脉粥样硬化等疾病就找上来了。

血管问题是很多疾病的源头。目前，我国心脑血管病的发病率不断上升，并且患病年龄日趋年轻化，而这正是人们平时不注意饮食、不注意运动造成的。

不过值得庆幸的是，心血管病"可防可控可治"。通过合理饮食，适度运动，建立良好的生活习惯，再适当采取穴位按摩等有效的中医疗法，是能够帮助普通人群远离心血管疾病、辅助已患病者掌控病情的。

本书立足于保护血管健康这个基本点，从保持血管畅通、增强血管的韧性和弹性，从而预防血液不通的角度，介绍了饮食、运动、按摩等方法，还介绍了相关疾病的防治。让我们一起打响这场血管保卫战，一起赢得健康！

# 目录

**PART 3**
**如何打造强韧血管**

PART
**4**

**增强血管韧性和弹性**

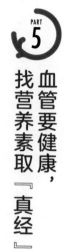

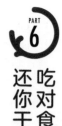

PART
6

吃对食物，
还你干净健康血管

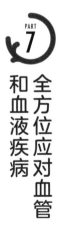

PART 7

和血液疾病 全方位应对血管

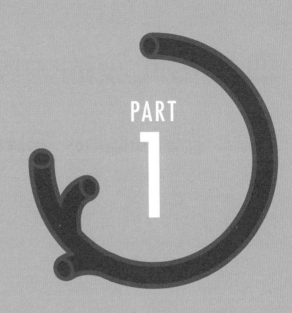

# PART
# 1

# 干净血管，活出年轻态

血管关乎生命的长短和质量，血管越干净，我们的寿命就越长；血液越脏，我们的寿命就越短。保护血管，从认识自己的血管开始。

# 血管和血液的大家族

## 血管间和谐相处，维持身体平衡状态

身体里的血管家族有很多分支，有动脉、静脉和毛细血管，动脉和静脉是输送血液的管道，毛细血管是血液与组织进行物质交换的场所，动脉与静脉通过心脏连通，全身血管构成封闭式管道。其中，动脉是运送血液离开心脏的血管，从心室发出，有很多分支，最后移行于毛细血管；而静脉是导血回心的血管，起于毛细血管，止于心房。

| 血管种类 | 平均直径 | 平均血管壁厚度 |
|---|---|---|
| 主动脉 | 4.0 毫米 | 1.0 毫米 |
| 小动脉 | 30.0 微米 | 6.0 微米 |
| 毛细血管 | 8.0 微米 | 0.5 微米 |
| 小静脉 | 20.0 微米 | 1.0 微米 |
| 主静脉 | 5.0 毫米 | 0.5 毫米 |

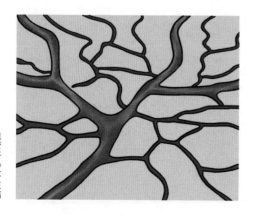

💡 你应该记住

毛细血管管径细，分布最广，全身毛细血管单根排列的长度可以绕地球赤道四圈。分支间互相吻合成网，有利于血液与组织、细胞之间进行物质交换。

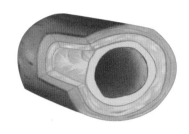

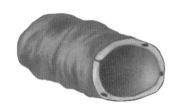

## 主动脉

　　管壁弹性纤维多，弹性大，能够促进心室射出的血向前流动。如果我们把心脏比喻为血泵，主动脉则为二级泵。

## 小动脉

　　管壁平滑肌较发达，在神经体液调节下，可收缩或舒张，改变管腔的大小，影响局部血流阻力。

## 毛细血管

　　体内新旧物质的交换场所，主要从动脉血液中吸收氧气与营养物质，排出代谢废物。

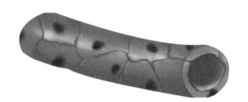

## 静脉

　　静脉的功能是将身体各部的血液导回心脏，起始于毛细血管。

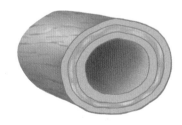

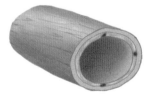

PART ① 干净血管，活出年轻态

3

# 血液中富含多种成分

血液大部分由水组成，水至少占60%。血液经离心后，分成明显的三层：最上层是较清澈的血浆，占50%～60%，血浆中90%以上由水组成，其他包括一些血浆蛋白、电解质等物质；中层一小部分是白细胞及血小板；最下层是红细胞。后两者总和占40%～50%。

## 血浆

血浆是血液的重要组成部分，作用是运输血细胞、人体所需的物质和体内产生的废物等，呈淡黄色。血浆除水分外，其他物质包括血浆蛋白、电解质、营养素、酶类、激素类、胆固醇等成分。

## 血细胞

血细胞分为红细胞、白细胞和血小板，各自有不同的特征和功能。

### 红细胞

血管中流动的红细胞呈双凹圆盘状，中央薄，周缘厚，能携带氧气和部分二氧化碳，有一定的弹性和可塑性，通过毛细血管时可以改变形状。红细胞衰老后，其功能活动和理化性质都会退化，如酶活性降低、血红蛋白变性、细胞膜脆性增大。

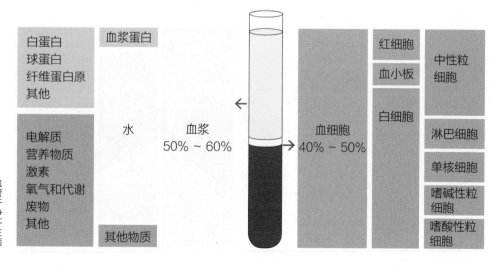

成熟红细胞无细胞核，也无细胞器，胞质内充满血红蛋白，正常成人血液中红细胞数的平均值为（3.5～5.5）×10$^{12}$/L。红细胞数目会因人而异，一般婴儿高于成人，运动时红细胞数目多于安静时等。

### 白细胞

不同白细胞的"职务"不同

| 白细胞种类 | 职务 | 作用 |
|---|---|---|
| 嗜酸性粒细胞 | 特种兵 | 结合体内的抗原，引起变态反应，预防寄生虫侵袭 |
| 嗜碱性粒细胞 | 调节员 | 对抗嗜酸性粒细胞过多，参与脱敏反应 |
| 中性粒细胞 | 先遣兵 | 出现伤口时最先到达伤口，引起炎症反应，保护伤口 |
| 淋巴细胞 | 狙击手 | 制造抗体，免疫系统的功臣 |
| 单核细胞 | 预备兵 | 必要时可被激活，消炎 |

### 血小板

血小板是由骨髓内的巨核细胞胞质脱落形成的，体积非常小，直径在2～4微米，呈双凸盘状，常成群聚集。当受到刺激时，血小板会伸出伪足，呈不规则形状。

血小板在血液中的含量是（120～350）×10$^9$/L，寿命为1～2周。其作用是：当血管内皮受损或破裂时，它会迅速激活，黏附和聚集在破损处，然后形成血栓，堵塞破损血管，发挥凝血止血功效。

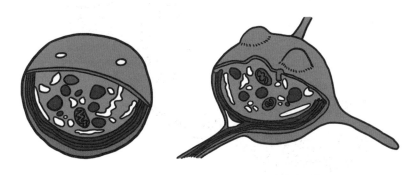

受刺激前后血小板的形态变化

# 血液有不同的功能

血液的功能就是给人体运送氧气，或者运输蛋白质、脂肪、维生素、矿物质等多种营养物质，还具有调节身体内分泌，缓解身体酸碱平衡和调节渗透压的功能。人们离开血液是无法存活的，如果血液循环出现问题，人体会出现各种问题。

## 搬运功能

血液重要的功能之一就是"搬运"：包括氧气、营养物质、激素、代谢废物等。血液的运输主要靠红细胞完成。

人体从肺吸入的氧气以及由消化道吸收的营养物质，都依靠血液的"搬运"，然后才能到达全身各组织。另外，人体内的各个组织代谢会产生新的物质，如二氧化碳与其他废物，它们也要通过血液，被"搬运"到肺、肾等器官，然后被排出体外，这对保证身体正常代谢至关重要。

## 止血功能

血液自身具有凝血止血功能，而血液的凝固对血管也有一定的保护作用。如前面所述，这主要是血小板的"功劳"。

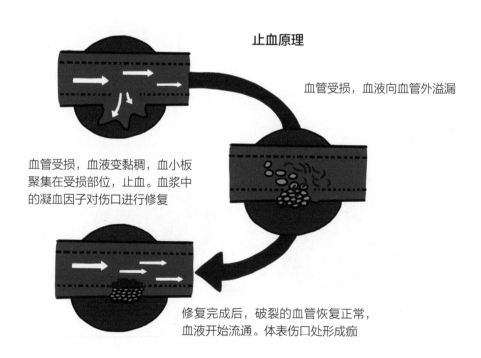

### 止血原理

血管受损，血液向血管外溢漏

血管受损，血液变黏稠，血小板聚集在受损部位，止血。血浆中的凝血因子对伤口进行修复

修复完成后，破裂的血管恢复正常，血液开始流通。体表伤口处形成痂

## 缓冲功能

血液中有相应的缓冲系统，可对进入血液的酸性或碱性物质进行缓冲，保证血液的pH值不发生较大波动，这是维持体液稳定以及组织器官正常功能不可缺少的。

血液中最主要的缓冲对是$NaHCO_3 / H_2CO_3$，其比值为20：1，维持血液正常pH值。

除了体液缓冲之外，血液也可通过缓冲来调节体温。

**体温的调节**

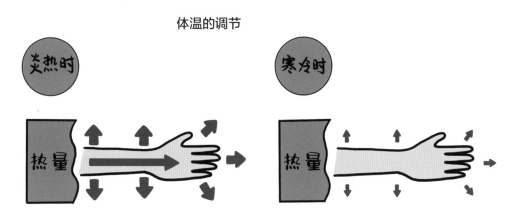

天气炎热时，血管扩张，很多血液会流到接近皮肤的表面，去散发体内多余的热量

天气寒冷时，血管收缩，热量的散发变少，以保持体温不至于过低

## 防御功能

血液的防御功能主要体现在白细胞上。白细胞能吞噬并分解外来的微生物和体内衰老、死亡的组织细胞。

## 体液调节功能

人体内的腺体分泌的激素会直接进入血液中，通过血液输送到相应的靶器官，继而发挥其生理作用。血液在这其中起着"媒介"的作用。当然，酶、维生素等物质也要通过血液传递才能发挥相应的作用。

# 血液在人体的"旅行"地图

血液在人体的心脏和血管内流动，心脏像水泵，血管像流水管道一样，将血液输送到全身各处，供各个细胞、组织、器官等使用。在这个运输的过程中，各种营养物质、氧气、二氧化碳等成分的利用和转化，组成了人体内的血液循环渠道，像一个循环池一样，时时刻刻进行着能量、物质的运输和利用。

人体内的血液循环是封闭的，这个封闭的系统由两个分支组成：一个相对较大，被称为体循环；另一个相对较小，被称为肺循环，它们"两兄弟"构成了人体的血液双循环系统。体循环起始于左心室，肺循环起始于右心室。心脏有四个腔，上下相通，左右不通。

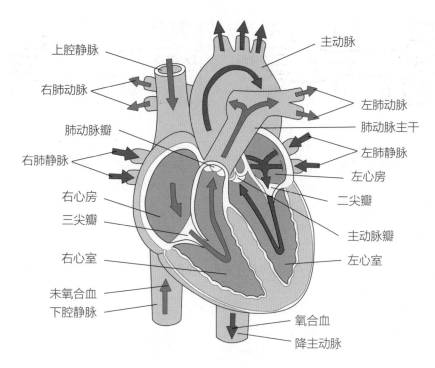

心脏是人体的发动机，是人体最主要的器官，
没有健康的心脏，多种疾病会席卷而来

## 体循环

左心室（收缩）→含氧气和营养物质的动脉血→进入主动脉各级动脉分支→进入毛细血管→气体和营养物质交换→代谢产物的静脉血进入小静脉→各级静脉→回流至上、下腔静脉及冠状窦→右心房。

## 肺循环

右心室（收缩）→含有二氧化碳的静脉血进入肺动脉→肺动脉各级分支→肺泡壁的毛细血管→血管和肺泡进行气体交换→含氧饱和的动脉血进入小静脉→肺各级静脉→回流至左、右肺静脉→左心房。

● 你应该记住

很多人都认为静脉里面都是静脉血，动脉里面都是动脉血，其实不是的。动、静脉血跟血液在哪条血管中没有直接关系。通常，血液和组织细胞间发生气体交换后，动脉血就变成静脉血；血液和肺泡进行气体交换后，静脉血就会变成动脉血。人体中肺静脉中流的就是动脉血，而肺动脉中流的是静脉血。

血液循环途径表

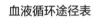

表示血液循环中的动脉血
表示血液循环中的静脉血

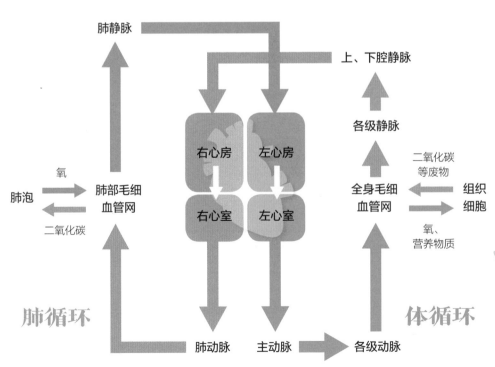

# 教你看懂血常规检查化验单

      血常规检查是临床上基础的化验检查之一。一般采血方法是静脉采血或指尖采血，经稀释后滴入特制的计算盘上，再置于显微镜下计算血细胞数目。现在，血常规的检验基本是由机器检测。将采取的抗凝全血注入 5mL 的真空采血管，摇匀后去掉密封上盖，将样本放到采血针下吸样，仪器显示结果后打印。

      血常规检查项目包括红细胞、白细胞、血红蛋白及血小板数量等。血常规化验单上的常用符号：RBC= 红细胞，WBC= 白细胞，Hb= 血红蛋白（血色素），PLT= 血小板。

      通过血常规检测，可发现许多全身性疾病的早期迹象，如可帮助诊断是否发生贫血，是否有血液系统疾病，还可反映骨髓的造血功能等。

      正常参考值在化验单的右侧都有注明，查出来的结果，除有数字外，还有符号"↑"和"↓"表示比正常参考值高或是低。

      一些血常规检查项目如右侧表格。其中还包括一些其他的项目，如血细胞压积、血小板分布宽度等，在此不一一列举。

## 血常规检查注意事项

- 进行血常规检查的前一周内，避免暴饮暴食、大量饮酒以及吃辛辣刺激的食物。
- 采血部位要清洗干净（通常为静脉或耳垂末梢采血，中指或无名指的指尖采血），等干燥后进行采血。如果天气寒冷，可先将局部搓热后再采血。
- 检查前三天避免重体力劳动、激烈运动和高度紧张的脑力劳动，保持心情放松，注意休息。
- 从检查前一天的晚上 8 点到检查当天早上不能进食和饮水。注意早上不要吃早餐，直接去体检中心进行检查。
- 检查前，先休息 10 ~ 15 分钟，再进行检查。

## 血常规检查化验单

| 检查项目 | 正常情况 | 增高 | 降低 |
|---|---|---|---|
| 红细胞 | $(3.5 \sim 5.5) \times 10^{12}/L$ | 真性红细胞增多症、严重脱水、肺源性心脏病、先天性心脏病等 | 贫血、出血 |
| 血红蛋白 | $120 \sim 160g/L$ | | |
| 白细胞总数 | $(4 \sim 10) \times 10^9/L$ | 各种细菌感染、炎症、严重烧伤等 | 白细胞减少症、脾功能亢进、造血功能障碍、伤寒、病毒感染等 |
| 中性粒细胞 | $(2 \sim 7) \times 10^9/L$ | 细菌感染、炎症 | 病毒性感染 |
| 嗜酸性粒细胞 | $(0.05 \sim 0.5) \times 10^9/L$ | 慢性粒细胞白血病及慢性溶血性贫血 | 急性心肌梗死、严重烧伤或大手术后 |
| 淋巴细胞 | $0.8 \sim 4 \times 10^9/L$ | 百日咳、病毒感染、急性传染性淋巴细胞增多症等 | 免疫缺陷 |
| 单核细胞 | $0 \sim 0.8 \times 10^9/L$ | 结核、伤寒、疟疾等 | 病毒感染 |
| 血小板 | $(120 \sim 350) \times 10^9/L$ | 原发性血小板增多症、慢性白血病、感染、炎症、恶性肿瘤、缺铁性贫血、出血等 | 原发性血小板减少性紫癜、弥漫性血管内凝血、再生障碍性贫血等 |
| 血沉 | 男性: $0 \sim 15$ mm/h<br>女性: $0 \sim 20$ mm/h | 急性炎症、结缔组织病、严重贫血、恶性肿瘤、结核病 | 红细胞增多症、脱水等 |

# 做好心血管疾病的三级预防

心血管疾病是比较严重的疾病，它能致残、致命，所以做好预防尤为重要。同时，对于已经出现疾病征兆或者已经患病的人群，也要做好相应的防治措施，争取"大病化小，小病化无"。

### 一级预防：预防危险因素

从青少年时期就开始培养健康的生活习惯，保持简明的 6 条理想健康标准，如能从小坚持这 6 条标准，预期寿命超过 90 岁。

采取预防措施：

1.不吸烟，少喝或者不喝酒。

2.养成良好的运动习惯，每周至少运动 5 天，每天进行中等强度的有氧运动30 分钟或剧烈运动 15 分钟。

3.养成健康的饮食习惯，注意不要食用高能量、含糖较多的食物。

4.预防高血压，将血压保持在 120/80 毫米汞柱以下，保持愉快心情，避免经常食用高盐分食物，适当释放生活压力等。

5.预防血脂异常，把总胆固醇保持在 5 毫摩尔 / 升以下，注意合理膳食，避免高脂肪、高胆固醇食物的大量摄入，适量饮茶等。

6.预防糖尿病，空腹血糖保持在 6 毫摩尔 / 升以下，防止和纠正肥胖，合理、科学饮食，避免或减少用对糖代谢不利的药物等。

Tips

mmHg 是血压单位，读作"毫米汞柱"。本书为了方便读者没有采用计量单位千帕（kPa），它们的换算关系是 1 千帕(kPa)=7.5006168 毫米汞柱 (mmHg)。测量血压时，汞在标有毫米刻度的玻璃管内上升或下降，形成汞柱，它的端面在多少毫米刻度时，就叫多少毫米汞柱。

## 二级预防：防病发，控制危险因素

二级预防就是对危险因素的干预，控制高血压、糖尿病和血脂异常。

采取预防措施：

1. 控制高血压：降低钠盐摄入量，忌过量饮酒，高血压患者应长期坚持服用降血压药物。

2. 降低血脂：降低血脂水平，能达到预防发病或不加重病情的目的。应合理调整饮食结构，倡导合理的膳食。血脂异常患者要在医生指导下服用他汀类药物，必要时联合服用抑制胆固醇从肠道吸收的药物——依折麦布（益适纯），同时，与非药物治疗措施相结合，把血脂控制在理想水平。

3. 戒烟：吸烟量、烟龄、吸烟深度、开始吸烟年龄均与心血管疾病的危险程度相关，务必要戒烟。不是少吸烟，是零吸烟；不是慢慢戒烟，是与烟"一刀两断"，快速戒断。低焦油、低尼古丁烟也有害，电子烟同样有害。

4. 增加体力活动：快步走、慢跑、骑自行车、游泳、跳广场舞、扭秧歌、打太极拳以及做瑜伽等都是比较好的有氧运动项目，活动原则为坚持、有序、适度。

5. 避免长期精神紧张及过分激动：精神紧张者要有针对性地进行心理调整，保持心理平衡。

6. 积极治疗糖尿病：控制高血糖，注意低糖饮食，适当锻炼身体。

## 三级预防：防止病情恶化或复发

三级预防是通过早期发现、早期诊断而进行适当的治疗，防止病变，并争取实现逆转。对于已患病人群要预防复发，做好心脏康复。

采取预防措施：

已患有冠心病或脑卒中的患者应坚持康复和三级预防，在心脏康复机构和医生的指导下，落实好 5 个处方：药物处方（最常见的药物是阿司匹林和他汀类）、心理处方（包括睡眠管理）、运动处方、营养处方和戒烟限酒处方。

# 测一测你的血管多少岁了

在符合自己标准的选项里画"√"，然后数一数有多少个。

## 生活方式

- ☐ 常常工作到深夜
- ☐ 喜欢洗 40℃以上的热水澡
- ☐ 平时经常抽烟
- ☐ 经常过了晚上 12 点才睡觉
- ☐ 睡眠少于 6 小时
- ☐ 休息日通常在睡觉
- ☐ 一周运动少于 2 次
- ☐ 乘电梯而很少走楼梯
- ☐ 工作时间常坐着，很少起来走动
- ☐ 哪怕是去附近买东西也要开车
- ☐ 顾虑很多，常常感到焦虑
- ☐ 解压能力较差
- ☐ 可以倾诉的好友较少
- ☐ 没有明确的兴趣爱好

## 饮食习惯

□ 很少吃早餐

□ 每周超过 5 次在外面吃

□ 吃饭时，速度很快

□ 经常吃快餐

□ 不爱吃素菜，偏爱肉食

□ 爱吃甜食

□ 爱饮酒

□ 常吃零食

□ 晚餐时间较晚，离睡眠时间不到 2 小时

□ 爱喝含糖量高的饮料

## 肥胖情况

评估肥胖情况的一个最常用的标准是 BMI（体重指数）值，其公式如下：

### BMI= 体重（千克）/ [ 身高（米）]$^2$

□ 消瘦 ≤ 18.5

□ 正常 18.5 ~ 23.9

□ 超重 24 ~ 27.9

□ 肥胖 ≥ 28

□ 腰围 > 90 厘米（女性 80 厘米）

□ BMI > 25

□ 饮食没有增加，但是变胖了

□ 肚子越来越大

□ 与 5 年前相比，增加了 5 千克以上

## 测试结果

1.如果选项中"√"的数量多于25个，血管年龄＝年龄+20岁

血管很可能已出现硬化，需改变生活方式，并尽快检查血管和血液情况。

2.如果选项中"√"的数量在15～25个之间，血管年龄＝年龄+15岁

血管很可能出现轻度老化，建议做血管检查。

3.如果选项中"√"的数量在8～15个之间，血管年龄＝年龄+10岁

血管较好，但需改善生活方式。

4.如果选项中"√"的数量少于8个，你的血管处于良好情况，可做血液的检查，维持健康。

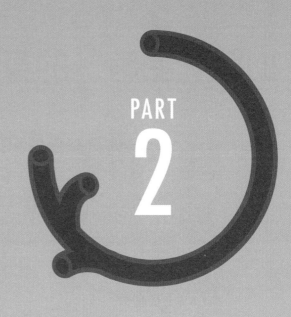

# 血管和血液异常，身体会说话

血管像一条输水管道，血液就像水，两者哪一个出了问题都会导致异常的现象发生，从而反映到人体上，就会出现相应的症状和病症。

# 血管"生病"的身体信号

## 身体某些部位出现水肿

导致机体出现水肿的原因很多，水肿的本质是细胞与细胞之间的间质组织里面蓄积了过多的水分。如果一个人的毛细血管出现了问题，毛细血管里面的水分流不到细胞里面，这样水分会停留在中间，最终导致水肿的出现。这种情况通常代表肾脏出现疾病，到医院检查就能判断。

### 哪些人容易出现水肿呢？

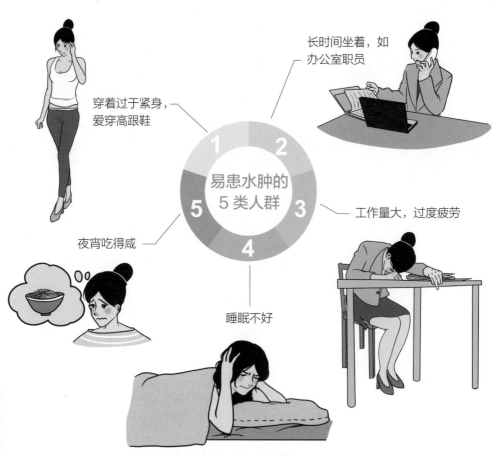

穿着过于紧身，爱穿高跟鞋

长时间坐着，如办公室职员

易患水肿的
5 类人群

工作量大，过度疲劳

夜宵吃得咸

睡眠不好

当然，对这类人群来说，解决水肿的方法就是改变生活方式。

## 心血管疾病会造成水肿

一个人如果心脏功能不好，血液循环就会受到很大影响，腿部就很容易出现水肿，如心功能不全的患者可能出现双手水肿。而由于心脏疾病导致出现水肿，可能是心功能衰竭的表现。

| 单侧下肢水肿 | 双侧下肢水肿 |
| --- | --- |
| 下肢静脉瓣功能不全、下肢静脉血栓形成、静脉炎等，静脉外血肿、静脉癌栓等 | 心脏病、肾脏病、糖尿病等，或丝虫感染、恶性淋巴瘤及某些药物不良反应 |

在这种情况下，患者通常伴有心脑血管疾病，如高血压、冠心病等。如果患过心肌梗死，有体力活动时呼吸短促，需住院治疗。

## 其他导致水肿的原因

除心血管疾病外，肾脏疾病、肝脏疾病、甲状腺功能减退、服用某些药物（如钙通道阻滞剂等）、经常长时间站立工作等，都会导致不同程度、不同部位的水肿。这些情况就需要进行不同的治疗或改善，如因为疾病引起的水肿需去医院治疗，因为药物引起的水肿需暂时停止服用药物。没有器质性心、肾疾病的女性也常有下肢水肿现象。

## 有些情况不用担心

去医院检查，心、肝、肾、甲状腺等都没有问题，但有明显的水肿。这种情况并不少见，被称为"特发性水肿"，是一种无害性水肿，常见于特殊的人群，如育龄期的女性（尤其是肥胖的人）。

# 记忆力下降、智力障碍

和别人聊天，经常话到了嘴边却怎么也说不出来，或者突然记不清朋友的名字了……

这些情况会发生在一些人的身上，我们称之为健忘症。有些人过后会重新记起来；还有一些人则表现为智力障碍，不记得的东西怎么也记不清了，两者有程度上的区别。但是，这跟血管和血液有关吗？当然有！

## 血液循环不畅会导致记忆力下降

如前面所说，大脑不能储存能量，必须每时每刻由血液运输能量，来保证其正常的功能，包括记忆和理解功能。试想一下，如果血液循环不畅，提供给大脑的氧气、营养物质、能量就会大打折扣，肯定会影响大脑的工作，这样一来，记忆力下降、健忘，甚至痴呆都有可能出现。

## 有一种疾病叫血管性智力障碍

张先生今年 60 岁，患高脂血症 15 年。前不久，张先生被疑患有阿尔茨海默病，家人将其送入医院治疗。经医生详细检查和危险因素的评估，张先生被确认是血脂高和阿尔茨海默病。后来医生开了降脂药，并嘱家属督促张先生及时吃药，平时要多跟张先生交谈，帮助张先生记忆一些东西。

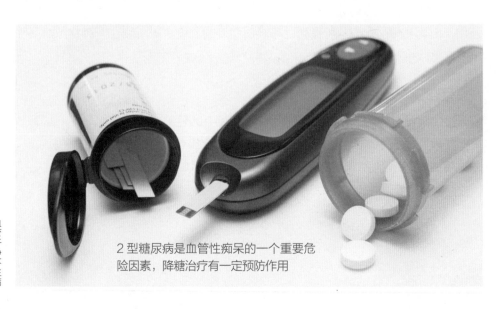

2 型糖尿病是血管性痴呆的一个重要危险因素，降糖治疗有一定预防作用

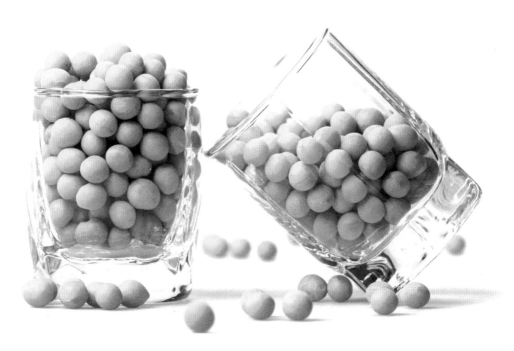

大豆异黄酮具有弱雌激素活性，可弥补更年期妇女因绝经而减少的雌激素，有助于缓解绝经后雌激素水平下降引起的记忆力下降、情绪易变等症状

研究发现，阿尔茨海默病与血液中的血脂、胆固醇以及血压都有很大的关系。另外，动脉粥样硬化、脑卒中等血管疾病也会诱发阿尔茨海默病。

临床上，由缺血性脑卒中、出血性脑卒中和一些脑血管疾病（造成大脑记忆、认知和行为等区域血流量减少）所致的严重认知功能障碍综合征，叫血管性痴呆。占痴呆症的 20% ~ 30%。

可见，血管、血液疾病也会导致痴呆发生。另外，高龄、吸烟、复发性脑卒中史和低血压等人群易患血管性痴呆。

## 老年女性比男性更容易患阿尔茨海默病

研究发现，阿尔茨海默病的患病率男女比例为 7∶26，女性远远高于男性。原因在于，老年女性大脑中的雌激素含量很低，或与女性寿命比男性长有关。

另外，女性情绪波动大，容易失眠、焦虑和抑郁，这些因素在一定程度上会影响大脑的功能，加速痴呆。

# 时常出现头痛、头晕

头痛是人类常见的疾病之一，烦心事儿、鼻炎、视力问题等都会导致头痛。但是，在门诊的头痛患者中，最常见的是血管性头痛，原因来自血管问题，如头部血管舒缩功能障碍（原发性），或者因脑血管疾病（如脑卒中等）所致（继发性）。

## 血管疾病会引起头痛

血管性头痛是一种常见的头痛类型，多由神经紧张、情绪不稳、易生气等原因诱发。以一侧或双侧颞部阵发性搏动性跳痛、胀痛或钻痛为特点，可伴有视幻觉、畏光、偏盲、恶心呕吐等自主神经功能紊乱症状。

当出现血管性头痛时，要合理地安排好工作与休息的时间，并要保持一个良好的心情，在精神上要消除紧张、焦虑、烦闷的情绪。饮食上以清淡为主。要注意血管性头痛时是否有呕吐、恶心、视力降低、肢体抽搐等情况，如有以上症状最好及时去医院检查。

## 头痛是脑血管疾病的常见症状

头痛是脑血管疾病的最常见症状，不同种类的脑血管疾病引发的头痛特点不同。

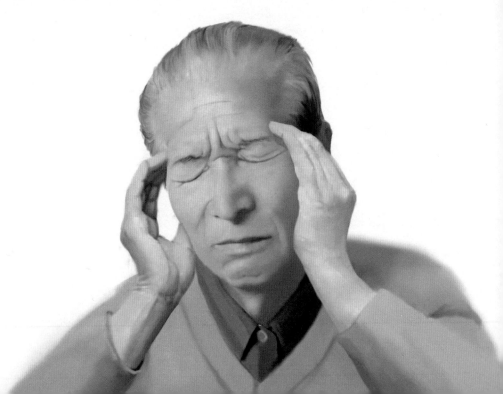

整个头部都痛，可能是蛛网膜下腔出血、颅内感染、颅内占位性病变；一侧或双侧偏头痛常见于血管神经性疾病；前额部疼痛常见于三叉神经痛、鼻窦炎，一般并发面部疼痛和流脓涕等；头痛部位不定，多见于焦虑或抑郁症状，常伴有睡眠不好。

| 头 痛 | 感 觉 | 可能的疾病 |
|---|---|---|
| 胀 痛 | 疼痛且伴有发胀的感觉 | 高血压、慢性脑部供血不足、脑积水等 |
| 钝 痛 | 隐约、不太尖锐的疼痛 | 脑血管疾病、焦虑、血管性紧张性头痛等 |
| 跳 痛 | 轻按痛处不觉痛，迅速抬手后，有明显痛感 | 感染、中毒、中暑或者头部血管疾病等 |
| 刺 痛 | 针刺样痛 | 神经血管性疾病 |
| 灼 痛 | 疼痛有发热的感觉，且喜冷怕热 | 颅神经疾病 |
| 刀割样痛 | 疼痛剧烈，刀割样 | 蛛网膜下腔出血、畸形脑膜炎等早期症状 |
| 撞击痛 | 不连续的、好像重物敲打样钝痛，程度较重 | 高血压、血管性疾病等 |

## 头晕常和头痛"同进退"

头晕的人会感觉头昏、头胀、头重脚轻、脑内摇晃、眼花等。常见于发热性疾病、高血压、脑动脉硬化、颅脑外伤综合征、焦虑等。而贫血、心律失常、心力衰竭、低血压等也会导致头晕。虽然头晕可单独出现，但常与头痛并发出现。

● 你应该记住

头晕通常有三种不适的感觉：
1. 感觉天旋地转，周围事物都在旋转。
2. 感觉头重脚轻，没有精神。
3. 眼前发黑，看东西模糊，严重时可能暂时失去知觉。

PART 2 血管和血液异常，身体会说话

23

| 可能患有的疾病 | 头晕伴随的症状 |
|---|---|
| 颈椎病 | 转头时会突然头晕，伴有颈部僵硬、灵活度受限、偶有疼痛，上肢麻木 |
| 内耳的炎症 | 头晕持续时间较长，听不见声音并伴有耳鸣、恶心、呕吐等 |
| 贫 血 | 头晕时可伴有脸色苍白、面无光泽、身体疲倦、耳鸣、乏力等 |
| 低血糖 | 头晕同时伴有乏力、出汗、心慌等 |
| 短暂性脑缺血发作或脑卒中 | 头晕并伴有四肢无力或麻木，视物模糊或暂时看不见东西，甚至出现说话困难 |
| 脑部肿瘤 | 头晕反复发作或者持续时间很长，伴有恶心、呕吐、语言障碍、平衡能力失调、身体无力或瘫痪 |
| 梅尼埃病 | 头晕间断性的发作，可出现暂时性耳聋、耳鸣、头痛、恶心以及面色苍白 |
| 冠心病 | 可感觉头痛、头晕、四肢无力、精神不易集中 |
| 高血压 | 患者除头晕之外，还可伴有头胀、心慌、烦躁、耳鸣、失眠 |
| 血脂异常 | 可使血黏度增高，血流缓慢，出现头晕并伴有疲倦、乏力 |

# 经常出现黑眼圈

很多人熬夜工作后或身体非常疲惫时，容易出现"熊猫眼"，也就是我们通常所说的黑眼圈：眼睛周围发黑，有点像化了烟熏妆似的。但如果黑眼圈经充分休息还没有消去，眼睛发红，出现瘀血，应及时到医院就诊。

## 眼睛周围的血液外漏导致眼部发暗

一个人如果不是因受外伤而眼睛出现瘀血，这就表明眼睛周围的毛细血管有轻微破裂，血液渗出。眼部周围的皮肤相对较薄，而血液里面的血红蛋白出现氧化，呈现暗色。

## 眼部血流不畅，容易色素沉着

通常熬夜或情绪不稳定，会导致眼部疲劳，加速眼部皮肤衰老，使得眼睛周围的静脉血管血流速度过于缓慢，眼部皮肤红细胞供氧不足，静脉血管中二氧化碳及代谢废物积累过多，由于慢性缺氧，血液变暗，形成滞留和眼部色素沉着。

## 有黑眼圈体质的人

容易出现黑眼圈的人，除了患有过敏性鼻炎、特应性皮炎的人外，有一些共同特性：身体较其他的人凉，眼底较暗，嘴唇的颜色发青，指甲周围的皮肤也发暗。究其原因是脾胃虚弱，体液沉积过多。

| 青色黑眼圈 | 常发生在 20 岁左右，尤其是生活作息不正常的人，由于毛细血管内血液流速缓慢，血液量增多而氧气消耗量提高，缺氧导致血红素大增。 |
| --- | --- |
| 茶色黑眼圈 | 和年龄增长息息相关，长期日晒造成色素沉淀在眼周，久而久之就会形成黑眼圈；而肌肤过度干燥，也会导致茶色黑眼圈的形成。 |

# 肚子肥起来了

吃喝是一种享受，是一种生活态度，能够品尝各种美味佳肴，是人生一大乐事。但这也要有度，不能以身体健康为代价。看看周围的大多数人，一个很明显的特点就是，大家（尤其是中年男性）的肚子都变得圆起来了，这类人应去医院进行血液和血管健康的检查。

## 量一量你的腹围

除了 BMI 能够反映一个人的肥胖程度外，腹围的测量是检查腹部脂肪的代表性方法，也是判断肥胖程度的一个很好的方法。通常，腹部越肥胖，危险度越大。

## 腹部肥胖导致各种疾病

通常，男性腹围 ≥ 85 厘米，女性 ≥ 80 厘米，即为腹部型肥胖。腹部肥胖反映腹部内脏脂肪的堆积情况，较 BMI 更有实用价值。

如果腹围过大，会损害肝脏健康，引起脂肪肝，扰乱新陈代谢，引发糖尿病。另外，还会导致体内毒素难以排出，为多种心脑血管疾病的发作埋下隐患。

## 肚子变圆了，可能有哪些疾病在困扰你

腹部肥胖可导致各种疾病，血管和血液也可能同样存在问题，如血脂异常、血液黏稠、血管阻力变大、血液循环降低等。

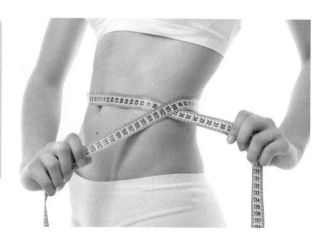

腹围测量方法：

1. 去掉腰部覆盖的衣服，轻松站立，双手自然下垂。
2. 将卷尺放在髋骨上部和胸腔下部中间的地方吐气后量取腹围。

# 四肢麻木

我们可能经常遇到这种情况，如睡觉姿势不正确、蹲厕所的时间长了，或者跷二郎腿时间长了等，都会出现腿脚麻木的情况，但不久就消退了，没有什么大问题。但是如果平时活动很少或者睡眠的时候，也出现麻木，当活动开后，麻木的感觉能得到缓解，这就说明你的血液循环出现了问题。

## 血液循环不畅是麻木的直接原因

人的手和脚都处于血管循环的末端，得到的营养物质和氧气通常较少，如果一个人的血液循环不好，那么四肢所得到的营养和氧气就会更少，导致手足局部供血不足而出现发麻的现象。

尤其是冬季，患有心血管疾病的患者很容易出现手脚发麻，平时要注意预防，出现症状后及时治疗，以免给健康带来更大的危害。

## 导致四肢麻木的疾病很多

导致四肢麻木的疾病很多，其中包括很多心脑血管疾病。

| 疾　病 | 表　现 |
| --- | --- |
| 糖尿病 | 由于血糖升高引起一系列的神经纤维代谢紊乱，会发生周围神经病变，表现为四肢末端麻木、疼痛，像针刺样、烧灼样或蚂蚁爬等的感觉，下肢较上肢严重，两侧肢体可同时或先后发生 |
| 高血压 | 血压高可引起动脉粥样硬化，造成局部供血不足，四肢远端更明显，进而引起四肢麻木 |
| 血脂异常 | 中、重度血脂异常患者可表现为肢体麻木，同时伴有头晕、神疲乏力、失眠健忘 |
| 动脉粥样硬化 | 四肢麻木，可伴有头晕、头痛、记忆力和视力减退、血压不稳定、血脂增高等。通常是半侧手脚麻木，患者年龄偏大 |
| 血栓闭塞性脉管炎 | 多发于青壮年，是一种周期性、节段性炎症病变，多数发生在四肢血管，尤以下肢常见，发病初期手指或者脚趾发凉、发木 |
| 颈椎病 | 四肢、患侧手或上肢麻木，伴疼痛，活动受限 |

# 血液"脏了"，身体以不适通知你

## 经常便秘

有些人因为不良生活习惯，比如没有定时排便、情绪不良、昼夜颠倒、缺乏锻炼等，从而导致便秘，给身体添"堵"。肠道发生堵塞，肠道内的毒素再次被人体吸收，并且通过血液运送到人体的其他器官，导致疾病发生。

### 血液循环不畅和便秘互相影响

便秘和血液之间有密切关系。便秘会导致肠道内的粪便产生腐败气体，腐败气体中含有毒素，当这些气体被肠壁吸收进入血液后，毒素会污染血液并使血液变得黏稠、流动不畅，从而导致手足等末端的毛细血管中血液循环不畅。

毛细血管具有调节体温的作用，保持身体温度在恒定的 36.5℃。如果毛细血管长期得不到血液的灌溉，就会导致调节体温功能的失调，进而导致全身体温下降，当然也包括胃肠道等脏器的温度下降。肠道虚寒会加重便秘，从而形成恶性循环。

### 改善虚寒性便秘

| | |
|---|---|
| **多吃温性食材** | 在重视食物与身体关系的中医学中有阴阳理论，凉性食物为阴性，温性食物为阳性。这两种食材没有优劣之分，但体质虚寒的人应多吃阳性的温性食物，如糯米、韭菜、南瓜、羊肉等。 |
| **保持人体正常的生物钟** | 经常熬夜的人，身体的生物钟被打破，白天由于交感神经功能障碍，原本体温应该上升，却上升不了，违背了正常的生理规律，长期下去就会导致慢性虚寒证。 |

在体温刚刚下降的阶段进入睡眠最为理想，此时不但入睡快，而且睡眠质量也会很高。觉醒时是体温回升的初始阶段。

# 身体免疫力变差

由于各种原因，导致人体的免疫系统不能正常工作，免疫力下降，进而使细菌、真菌侵入，最直接的表现就是容易生病，如感冒、腹泻、扁桃体炎症等。免疫力下降的情况会直接反映到血液。

## 为提高身体免疫力支招

保证高质量的睡眠

睡眠时人体会产生胞壁酸，它能促使白细胞增多，活跃巨噬细胞，增强肝脏的解毒功能，进而消灭入侵的细菌和病毒。

适度摄入蛋白质、牛磺酸

蛋白质是对抗病原微生物的白细胞的构成材料，牛磺酸可以活跃白细胞功能。

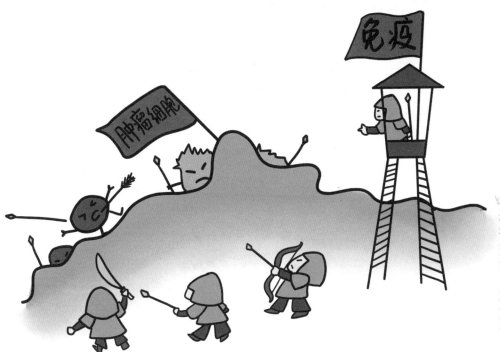

# 有贫血的倾向

最近，姜女士总会觉得累，平时总会感觉浑身无力，上下楼梯都会觉得心跳加速，乘车时也会感觉恶心。同事建议她去医院检查一下，最后医生告诉她，她的这些症状都是贫血造成的。

## 贫血是一种血红蛋白不足引起的疾病

血液的一个重要作用就是运输氧气，从而为人体提供能量。在血液中，血红蛋白就是承担着运输氧气任务的"小兵"。当血红蛋白减少时，供给各组织的氧气就会不足，从而导致乏力。

## 红细胞可反映人体是否贫血

有贫血症状的人的红细胞不正常，一般中心部变薄，并呈凹陷状态，红细胞排列也杂乱无章。

缺铁性贫血的人要注意多摄入含铁量高的食物，如猪肝、海产品、菠菜等。同时补充生成红细胞必需的 B 族维生素。如有必要，可服用补铁的保健品。

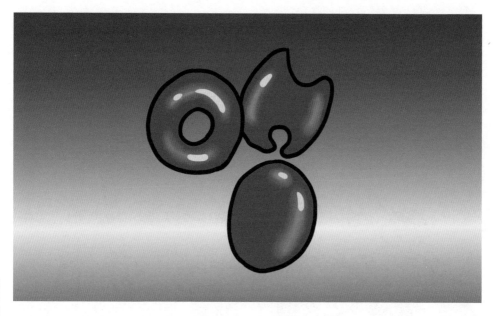

患有缺铁性贫血的人群的红细胞中心会变薄并凹陷下去，并且会变成椭圆形状，大小不一

# 易过敏

过敏是一种令人很不适的疾病。比如对花粉过敏的人，在春暖花开的季节，虽想出去欣赏花开的美景，但不能去。过敏有很多类型，比较常见的是花粉过敏、食物过敏等，它们都是速发型的过敏，主要症状是皮肤红肿、咳嗽、打喷嚏等。和很多疾病一样，过敏也和血液有关。

## 过敏时血液细胞会出现异常

有些人过敏时，人体的免疫系统会过量工作，体内的血液细胞数量会出现异常情况，比如有些过敏性鼻炎，会出现红细胞增多的情况。

白细胞增多是免疫系统过量工作、产生变态反应时容易出现的现象。出现细胞、病毒感染时，白细胞也会增多。

## 为避免过敏支招

远离花粉等过敏原，及时清理房间灰尘，经常晾晒衣物，去除螨虫。外出时，随身携带口罩，以备不时之需。

多摄入益生菌。增加肠道内的益生菌，对改善过敏体质也非常有帮助。每天可以喝一杯酸牛奶来调整肠道环境。

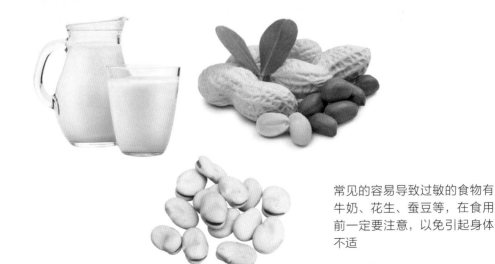

常见的容易导致过敏的食物有牛奶、花生、蚕豆等，在食用前一定要注意，以免引起身体不适

# 肩膀酸痛

肩胛骨部位属末梢循环，不良的生活习惯会导致血液循环不畅，从而导致肩膀酸痛。我们发现很多上班族有肩膀酸痛的毛病，因为他们经常保持着同一姿势使用计算机，肩胛骨部位缺乏活动，更易受伤害。孕妇的不良姿势也可能引发肩膀酸痛，这种情况也常见。

## 血液中的"疲劳物质"是导致肩膀酸痛的祸水

长时间保持一个姿势，就会导致颈部和肩部的肌肉紧张。此时若再缺乏活动，就会导致血管收缩，血液循环不畅，营养成分不能很好地到达肌肉，肌肉活动所必需的葡萄糖得不到完全分解，因此乳酸等"疲劳物质"就会堆积下来。

"疲劳物质"会产生疼痛，导致肩部和颈部的肌肉反射性地出现僵硬，加剧肌肉的紧张，导致"疲劳物质"更容易堆积，形成恶性循环。保持血液循环对治疗肩膀疼痛很重要。

## 缓解肩膀酸痛保健操

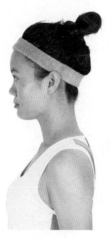 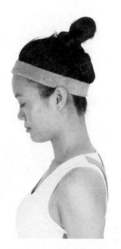 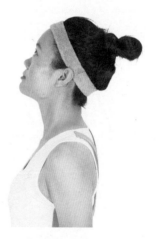

1 挺直背部，端正头部　　2 头部微低，同时下巴向颈部方向收紧　　3 颈部慢慢抬起，头部向后仰

这套动作反复操作 3 次，可明显缓解第 5～7 节颈椎的压力，还原其弧度。电脑族可每工作 1 小时做一次这套操，帮助缓解颈部及肩部的疲劳。

血管干净不生病

# 手脚凉

很多中青年女性有手脚发凉的症状，即使在炎热的夏季，这些人也会披着开衫，怕吹空调和风扇。还有一些人在紧张的时候也会手脚冰凉。

## 手脚冰凉的原因有哪些

手脚冰凉的主要原因是手脚的末梢血液循环不畅。人体的心脏温度是38℃左右，而那些经常感觉手脚冰凉的人，血液循环不畅，血液从心脏到手脚的流动时间较长，而且手脚的末梢血管很难张开，血液不能及时流到手脚端，从而温度偏低。一般人手脚的温度是33℃左右，手脚冰凉的人往往达不到这个温度。

## 特殊期的女性更容易手脚冰凉

月经期和孕产期女性由于体内的激素变化也会影响到自主神经，从而导致皮下血管收缩和血液流量减少，这就是为什么经期女性和孕产期女性普遍有手脚发凉的症状。

值得一提的是，雷诺病也会导致手脚冰凉，这种病会导致手脚的末梢血管过度收紧，甚至会引起溃疡。

## 缓解手脚冰凉的办法

1. 多吃生姜对预防和治疗手脚冰凉效果明显。生姜的热身效果很好，还能解表散冷。

2. 经常按摩足三里穴，有助于血管扩张，改善血液循环，从而改善手脚冰凉的症状。

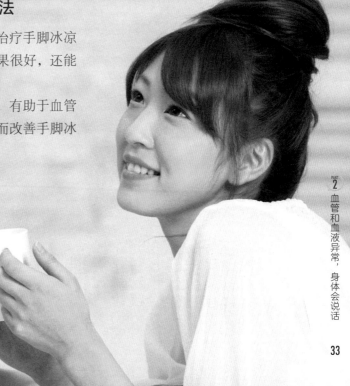

熬制生姜红枣汤时加适量红糖，对改善手脚冰凉很有效

# 脱发、头发少

头发是女人的第二张脸，很多人追求漂亮的头发。头发和皮肤一样，它的健康也与血液息息相关。拥有健康的血液，才能达到从内而外的美丽。

## 血液循环良好有益头发健康

头发是位于头皮内侧的发根生出的，每天都会生长，如果生长停止，就会自动脱落，重新长出新的头发。

促使头发生长的是毛母细胞。当毛母细胞得到充分的氧和营养素，进行正常的细胞分裂时，长出来的头发就会有弹性和光泽。所以，血液中氧和营养素的状态会对头发的健康产生影响。

当血液被污染、血液循环处于疲劳状态时，血液很难将蛋白质、维生素、矿物质等输送到头皮的毛母细胞，就会出现头屑、头发没有光泽等烦恼。当出现这种情况时，可以采取一些促进血液循环的措施，恢复头发健康。

## 为预防毛发脱落支招

| | |
|---|---|
| 按摩头皮 | 每天起床后和睡觉前，将双手十指插入头发内，从前额经头顶到后脑揉搓头皮，每次按揉 2 ~ 4 分钟，可调节皮脂分泌，促进头皮血液循环，增进局部的新陈代谢。 |
| 梳头 | 梳头是保护头发的一种方式。梳头能去除头发上的浮皮和脏物，还有刺激头皮、促进头部血液循环的功效，帮助头发变得柔软而有光泽。 |

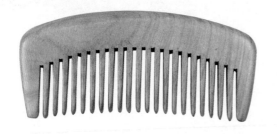

梳头最好用黄杨木梳或猪鬃头刷，既能去除头屑，增加头发光泽，又能按摩头皮，促进头部血液循环

# 皮肤出现更多烦恼

不健康的饮食习惯、不规律的作息习惯、繁忙的工作、缺乏运动等，都会以各种形式导致血液流通不畅、血脂异常等血液疾病，从而引发皮肤黯淡无光、松弛、长雀斑等问题。

### 皮肤以 28 天为周期进行代谢

皮肤是不断代谢生长的，皮肤的表层会长出新的皮肤，然后促使外部的皮肤剥落。皮肤的代谢周期一般为 28 天。保持血液的清洁，促进皮肤有规律的代谢对保护皮肤至关重要。

### 改善血液是美肤的关键

毛细血管是运送营养的通道，通过这个通道，维生素 C、胶原蛋白等才能到达细胞，被细胞吸收。如果血液循环不畅，便会导致营养供给受阻，皮肤问题便会接踵而至。

### 保持血液清洁对保护皮肤很重要

血液对皮肤的影响最大，保持血液清洁对保护皮肤非常重要。如何保持皮肤的清洁呢？

首先要改善饮食习惯，如少吃油炸食品，多吃蔬果和鸡肉、鱼肉等。其次要维持人体正常的生物钟，晚上 10 ~ 11 点是保养皮肤的最佳时间，所以每天最好在晚上 10 点前洗漱好，涂抹护肤品，然后休息。再次是保持乐观的情绪，不要因为工作和家庭的压力而不开心，要学会调节情绪。最后是多运动，运动对皮肤好处很多，可促进血液循环，减缓皮肤老化进程。

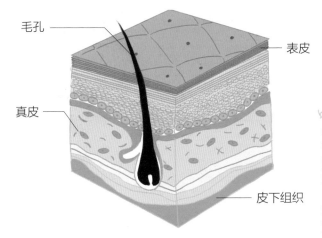

毛孔

表皮

真皮

皮下组织

专题

# 身体内威胁血管和血液健康的物质

## 胆固醇

　　胆固醇可在人体内合成，绝大部分胆固醇是由肝脏制造，另外一部分由食物经小肠合成。胆固醇是人体一种不可缺少的物质，可调节钙、磷代谢，促进骨骼发育。但过高的胆固醇在血管壁上累积，会大大增加心血管疾病的发生率。胆固醇升高是冠心病的致病性危险因素，降低胆固醇能减少患冠心病的风险。

　　胆固醇中有"好"胆固醇（高密度脂蛋白胆固醇，HDL-C）和"坏"胆固醇（低密度脂蛋白胆固醇，LDL-C）两种，要增加"好"胆固醇水平，同时降低"坏"胆固醇水平，即"该高的要高，该低的要低"。

　　有的牛奶中添加植物甾醇，也有一定的降胆固醇作用。目前无有效药物升高"好"胆固醇，最好的办法是做有氧运动。

　　没有患冠心病的，"坏"胆固醇（LDL-C）应保持在 3.37 毫摩尔 / 升以下；已患了冠心病，如使用过支架式搭桥手术，患过心肌梗死的患者，"坏"

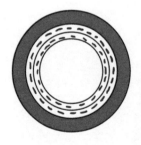

正常血管畅通无阻

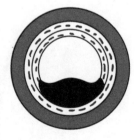

血管开始有胆固醇
沉积，管腔变窄，
血流减少

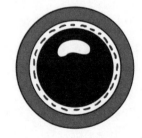

血管中积累更多胆固醇，
导致管腔严重狭窄

胆固醇应降至 1.8 毫摩尔 / 升以下。降胆固醇的药物主要有两类：一是减少肝脏合成胆固醇的他汀类药物，二是减少小肠吸收胆固醇的药物——依折麦布；二者小剂量合用比他汀类大剂量单独使用更有效、更安全、更便宜。

# 自由基

氧气是一把双刃剑，一方面维持人类的生存和健康，另一方面又以活性氧的方式促使人类衰老、生病。自由基是机体内氧化反应产生的有害化合物，可损害人体组织和细胞，继而会加快身体衰老的步伐，多种疾病也会随之而来。

自由基有很强的氧化性，因此，一些有抗氧化作用的食物可帮助机体代谢自由基。富含维生素 C、维生素 E 的食材都具有很强的抗氧化性，富含维生素 C 的食物有辣椒、猕猴桃等，富含维生素 E 的食材有核桃、黑芝麻等。咖啡和茶有较强的抗氧化作用。

# 血尿酸

血尿酸是嘌呤物质代谢的产物，主要由肾脏担任排泄任务，一小部分由肠道、胆道排出，一旦体内血尿酸浓度升高，含量超过正常值，会引起身体不适，容易导致痛风、急性痛风性关节炎等。

高尿酸可能导致痛风。痛风是由尿酸浓度长期过高引起，主要和饮食有关。过食肥甘、主食偏少、饮酒过量等都是痛风的诱因，所以保持良好的饮食习惯是防治痛风的关键。

# 乳酸

乳酸是人体由于长时间运动，在产热过程中产生的废弃物，是导致人体疲劳的物质之一。过多的乳酸在体内就是一种毒素，会导致堆积乳酸的肌肉发生收缩，挤压血管，从而造成血液流动缓慢，使人体呈现一种疲劳状态。

乳酸在人体内不断累积，会使血液呈酸性，不利于细胞吸收氧气，从而削弱细胞的功能。

如何消除乳酸引起的疲劳呢？通过慢跑、按摩、伸展等运动或小动作，或者喝柠檬汁等碱性饮品，可以抑制乳酸的产生。此外，泡热水澡也可以促使乳酸排出，减少乳酸对人体的损害。

# 三酰甘油

三酰甘油升高在中国人中最常见，它的主要危害是导致胰腺炎，也会增加患冠心病风险，胆固醇升高为"主犯"，三酰甘油升高是"从犯"。血胆固醇升高的原因主要是进食过多肉类、猪油、动物内脏、反式脂肪酸（固态植物油）等，而三酰甘油升高有多个原因：一是食用过量的主食、甜品、油炸食品；二是大量饮酒；三是不运动；四是患糖尿病，血糖不稳定。

降低三酯甘油的药物主要有三种，包括贝特类、烟酸类以及高纯度的鱼油制剂。

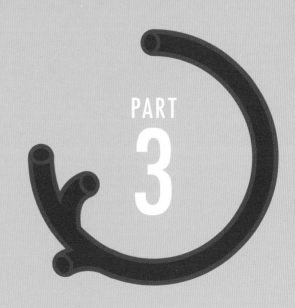

PART

# 3

## 如何打造
## 强韧血管

健康的生活方式会造就干净而健康的血管。如果你的生活方式不健康，那么就赶紧行动起来吧，维护血管和血液健康，从现在开始。

# 防止血管内"塞车"

近年来，人们餐桌上含高脂肪、高糖、高蛋白质的食物越来越多，如肉类、蛋类、点心类等，这些食物在人们的日常饮食中很常见。如果这些食物的摄入量过多，容易导致头晕、恶心、呕吐等症状，还会诱发多种疾病，如高血压、血脂异常、糖尿病等。

## 顿顿食肉，血管更容易堵塞

肉类菜肴多是用"高油、高盐、高糖"制作出来的，食用肉类后容易导致血管里的脂肪越来越多，血管堵塞。血管堵塞将会引发各种心脑血管疾病，如脑血栓、心肌梗死及神经损害带来的手脚麻木等。

随着年龄增长，人体血管壁会逐渐变厚，而且血管的弹性会降低，更易导致动脉粥样硬化。牛肉、猪肉、蛋黄中都富含饱和脂肪酸，这些高脂肪食物的摄入，对血管的堵塞，更是雪上加霜，容易诱发心血管疾病。

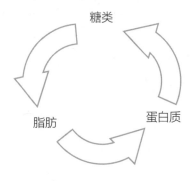

糖类

脂肪　　　　蛋白质

**糖类、脂肪、蛋白质可以相互转化**

糖类转化为脂肪酸或 α - 磷酸甘油，然后转化为脂肪。同时，脂肪可转化为甘油或脂肪酸，然后转化为糖类。糖类可转化为非必需氨基酸，然后转化为蛋白质。同时，蛋白质可转化为糖类。
蛋白质和脂肪也可相互转化。

## 超级利血管的明星食材：翅果油

翅果油是从翅果油树（分布在我国陕西一带）的果实中提取的，其所含的亚油酸高达 45.2% 左右，能帮助降低血液中胆固醇及三酰甘油含量，维持血脂代谢的平衡，从而阻止胆固醇在血管壁上的沉积，还能增强血管壁的坚韧性；另外，它还含有黄酮类化合物（如槲皮素、杨梅黄酮和芦丁），对辅助治疗心血管类疾病有明显效果。

## 多吃蔬果和鱼类的饮食方式更健康

曾有相关研究表明，高不饱和脂肪的饮食有助于防治心血管疾病。阿特金斯博士从 20 世纪 70 年代就开始推荐低糖类饮食法的理论，即在限制饮食中糖类摄入的情况下，由肉类中的蛋白质和脂肪来提供能量。但提倡多吃肉，多摄入饱和脂肪，控制蔬菜和水果的摄入量，这种方法很可能导致动脉粥样硬化发生。

后来相关研究改良了阿特金斯饮食法，即提倡多吃含不饱和脂肪的食物，比如鱼类、橄榄油和坚果，以及适量的红肉，同时多食用蔬果、豆类。这种饮食方式更能强身健体，降低患动脉粥样硬化的风险。

鱼肉富含甲硫氨酸、赖氨酸、牛黄氨酸，可以帮助改善血管弹性、顺应性及促进钠盐排出，可以适量食用

# 远离血管"中毒"

吸烟不但危害自己的健康，还会给身边的人带来更大危害。吸烟容易引起胸闷、胸痛、心慌气短、头晕乏力，严重会导致半身不遂、语言不利。研究发现，吸烟患者心脑血管疾病的患病概率比不吸烟的人高出 30%。

## 吸烟是损害血管的帮凶

科学研究发现，吸烟能够使血管内的低密度胆固醇（坏胆固醇）升高，高密度胆固醇（好胆固醇）降低，增加动脉粥样硬化、冠心病发病率。

吸烟能损伤血管内皮细胞及血管平滑肌细胞，从而引起周围血管及冠状动脉收缩、管壁变厚、管腔狭窄和血流缓慢，造成心肌缺血、缺氧。

长期吸烟导致的血管内皮损伤，极易导致斑块脱落，形成血栓，从而增加患冠心病、心绞痛、心肌梗死、脑梗死的概率。

### 你应该记住

二手烟对被动吸烟者的危害一点也不比主动吸烟者轻，对少年儿童的危害尤其严重。烟草的烟雾中有数百种致癌物质，有更强的致癌性，通过呼吸进入人体，也会给心脑血管带来严重危害。

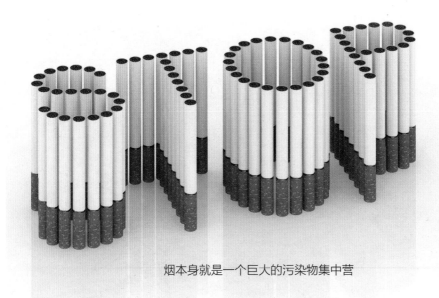

烟本身就是一个巨大的污染物集中营

## "毫不犹豫"戒烟

都知道"远离烟草，珍爱生命"的重要性。目前中国每年因吸烟导致死亡的人数在不断增加，按照现有的增长水平，到2050年，中国每年死于吸烟有关疾病的人数将高达300万人。

戒烟对于血管健康意义重大。戒烟后，能够促进已损伤的血管内皮修复，清除血液中升高的脂肪和凝集的血小板，让血管内皮逐渐变得光滑。血液同样也会变得更加干净，逐渐恢复正常状态，对降低心脑血管疾病的发病率有重要意义。

## 戒烟方法

尼古丁的戒断综合征在7～10天后会消失，努力让自己的戒烟行动坚持下去，你就一定能成功戒烟。

1.整理情绪，坚定自己戒烟的意志。

2.丢掉打火机、烟灰缸、香烟等与吸烟有关的东西；在周围，如电脑桌面、卧室、手机上做好戒烟的提示标识。

3.向家人、同事、朋友宣告自己戒烟，得到他们的协助和监督。

4.烟瘾上来时，喝冰糖水、绿茶、果汁或咖啡来抵抗，也可嚼口香糖。

5.戒烟出现压力时，将注意力集中在其他感兴趣的事情上（不包括酗酒），想象吸烟带来的害处，或到医院接受戒烟门诊指导。

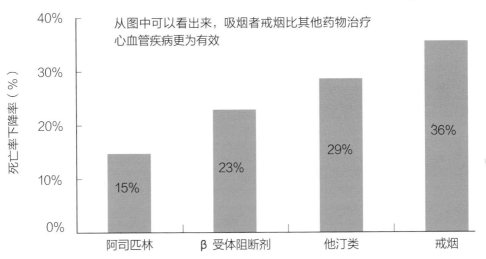

从图中可以看出来，吸烟者戒烟比其他药物治疗心血管疾病更为有效

# 血管垃圾及时运走

一般成人的皮肤上每平方毫米约有 600 根毛细血管，平时只开放 100 ~ 200 根。经常运动可让更多的毛细血管开放，促进血液微循环。而缺乏运动的人血管内的垃圾会逐渐累积，形成粥样硬化斑块，影响毛细血管供血，从而导致心血管疾病。

如果进食过多高脂肪、高蛋白、肥腻、腥燥之物会增加体内血脂浓度并沉积于血管壁形成动脉粥样硬化，从而导致冠心病等心血管疾病。血液中的脂肪和高密度脂蛋白结合，可穿过血液中的微小孔道，被排出体外。

提高人体内的高密度脂蛋白含量，可有效排出血液中的脂肪。英国的研究人员发现，有氧运动可提高血液中高密度脂蛋白的含量。目前没有安全有效的升高高密度脂蛋白胆固醇的药物，有氧运动是最好的办法。

脂肪与能量息息相关，当人体进行大量运动时，就会消耗更多的能量，同样也会带走人体内更多的脂肪。下面是一些活动的能量消耗，您可以根据自身的身体状况和爱好选择适合自己的运动。

## 各项活动 60 分钟消耗能量表

单位：千卡（1 千卡 =4.184 千焦）

| 运动类型 | 消耗 | 运动类型 | 消耗 | 运动类型 | 消耗 |
|---|---|---|---|---|---|
| 游泳 | 1036 | 慢跑 | 655 | 爬楼梯 | 480 |
| 跳绳 | 448 | 仰卧起坐 | 432 | 滑雪 | 354 |
| 打网球 | 352 | 打桌球 | 300 | 健美操 | 300 |
| 跳舞 | 300 | 慢走 | 255 | 郊游 | 240 |
| 打扫 | 228 | 骑自行车 | 184 | 泡澡 | 168 |
| 洗碗 | 136 | 遛狗 | 130 | 洗衣服 | 114 |

血管干净不生病

### 带走血管代谢物

运动时，人体心血管功能动员快、恢复快，心血管系统会迅速做出反应，以适应运动活动的需求。此时，心血管会提高心输出量来增加血液的供应，满足肌肉组织的耗氧量，及时带走过多的代谢产物。

### 改善血管硬化

美国学者 Tanaka 发现，经常运动的人血管的弹性、柔韧度更好，养成运动的习惯，可使动脉粥样硬化进展降低 50%，规律的运动甚至可逆转动脉粥样硬化。

### 运动注意事项

为防止运动时发生意外，一定要根据自身身体状况，量力而行。健康的人群，尤其中老年人在做剧烈运动前，最好做一些心脏方面的检查，如心电图和心脏超声，必要时做运动平板心电图负荷试验。患有心脑血管病的患者要根据医嘱，制订科学的健身计划和运动处方。如果运动过程中出现胸闷气短、头痛、眩晕等症状，应马上停止运动，及时就医。

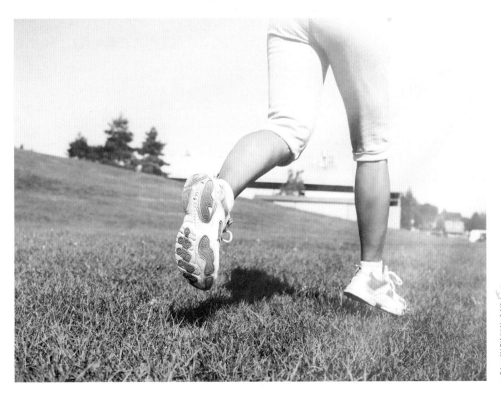

# 踢走阻碍血管健康的"绊脚石"

目前，我国患心血管疾病的人数已超过2亿，每年死于心血管疾病的人数达到300万，更为可怕的是，35～54岁的死亡人数正在迅速增加。有关研究表明，美国经过30年的努力，人口平均寿命延长了6年，其中3.9年是得益于对心血管疾病的预防。

## 低脂、低盐、多蔬果

健康的生活方式是预防心血管疾病的根本。只有生活方式健康了，身体才能远离心血管疾病的危害。为预防心血管疾病，我们可在生活中做到以下几点。

1.减少胆固醇和盐的摄入量。应少吃动物内脏、蛋黄、蟹黄等胆固醇高的食物，低盐饮食。

2.重视脂肪摄入的质与量。饱和脂肪酸可升高血胆固醇，不饱和脂肪酸具有降低胆固醇的功效，饮食中要减少猪油等的摄入，多吃鱼类、海产品和豆类。

3.多吃富含维生素C和膳食纤维的食物。蔬菜、水果中富含维生素C，可增加血管弹性，保护血管。膳食纤维能阻止胆固醇被人体吸收，并且帮助组织把胆固醇排出体外。

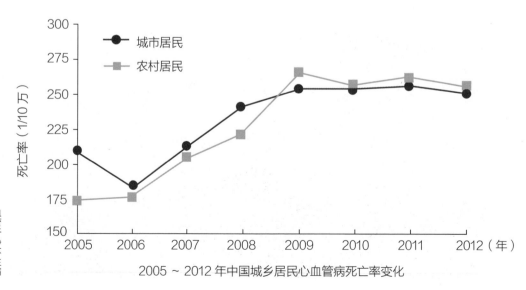

2005～2012年中国城乡居民心血管病死亡率变化

## 多运动、戒烟限酒

1. 多参加体育运动。每周至少进行 5 次有氧运动，每次 30 分钟。以身体微汗、有适度心悸和气短、不感到疲劳、运动后身体轻松为准。

2. 戒烟限酒。烟、酒都可以干扰血脂代谢，使血脂异常。

3. 保持平和乐观的心态。精神紧张、情绪激动、焦虑、抑郁、失眠、过度劳累、生活无规律都可增加心血管病的风险。

## 定期体检，关注身体健康

45 岁以上中年人、有高脂血症家族史者、经常参加吃喝应酬者、肥胖者、高度精神紧张工作者，都是患心脑血管疾病的高危人群，应定期检查血脂、血压和血糖。

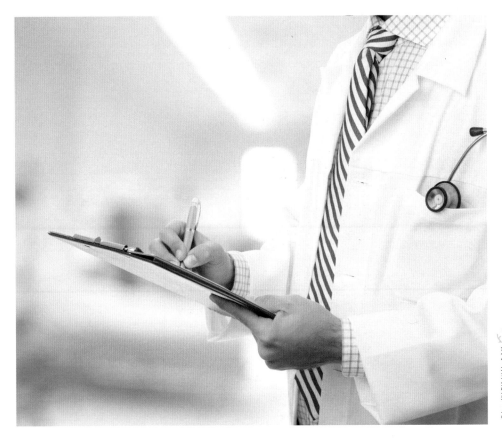

# 保护血管不受损伤

生活节奏加快，对物质的需求增多，家庭关系不协调，工作上的竞争等使现代人的压力很大。压力不仅会带来物质的损失，而且还会给人体带来伤害。压力会导致内分泌系统紊乱、呼吸加快、血糖升高、消化系统异常。

## 压力可能导致血液恶性淋巴肿瘤

生活压力大会导致人长期精神紧张、情绪不安，加上一些工薪阶层还要经常熬夜，会导致人体的血管损伤，免疫能力下降，诱导血液恶性淋巴肿瘤的发生。

## 心血管病正在年轻化

不要以为心血管病只在老年人中发病率较高，心血管病正在年轻化。青壮年人生活压力大，导致体内的儿茶酚胺分泌增多，造成血管收缩，血压升高，增加心脏负担，诱发冠心病和脑血管病。

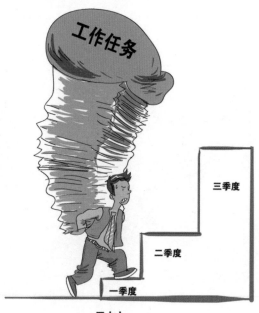

过度紧张，从事压力过大的工作容易使人吸烟、饮酒、食欲下降，增大心血管病的危险。精神压力和心血管病的关联在 50 岁以下人群中更强。

## 减压方式

1. 听音乐。选择一段富含思乡韵味的音乐，全神贯注地倾听。在听的过程中，注意音乐中不同的乐器、歌词（如果音乐有歌词）、曲调、节奏的差异，让自己沉浸于怀旧和思乡的温暖感受中，这会让身体更加放松。

2. 适当运动。如果感到肩部紧绷，可以向上耸肩直到耳部，缩紧颈部和肩部的肌肉，坚持 30 秒；然后放松，让肩部自然下落，放松肌肉。重复这个步骤一到两次。其他的身体放松方法还有很多，例如：瑜伽、伸展运动、慢跑等。

3. 注意力集中。可以尝试静坐几分钟，同时平缓地呼吸，在气完全吸入和呼出时暂停片刻。这短暂的停顿有助于在精神即将发散的时候收摄心神。

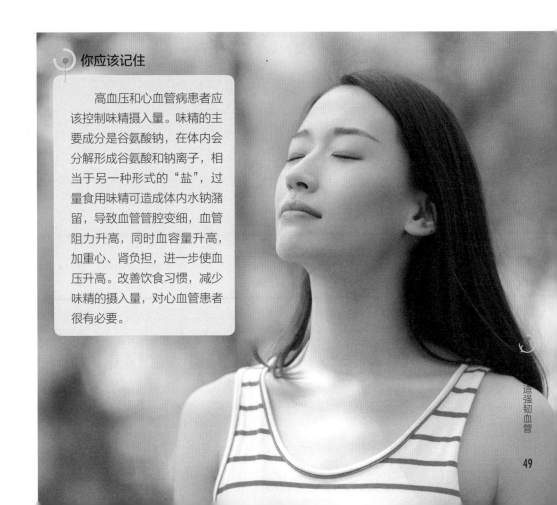

**你应该记住**

高血压和心血管病患者应该控制味精摄入量。味精的主要成分是谷氨酸钠，在体内会分解形成谷氨酸和钠离子，相当于另一种形式的"盐"，过量食用味精可造成体内水钠潴留，导致血管管腔变细，血管阻力升高，同时血容量升高，加重心、肾负担，进一步使血压升高。改善饮食习惯，减少味精的摄入量，对心血管患者很有必要。

打造强韧血管

# 30 岁开始关心身体里的一氧化氮

在 25 ～ 30 岁时，人体一氧化氮产生量在最顶峰，随着年龄增长，人体产生一氧化氮的能力减弱，加上食物摄入量减少、运动量减少，人体内的一氧化氮含量越来越不能保障身体所需。

## 一氧化氮对心血管的影响

40 岁时，机体一氧化氮产生量严重不足的人，可能会产生明显的高血压、高血糖、血脂异常症状。从 30 岁开始，就应为身体补充适量的一氧化氮。

一氧化氮扮演着血管"清道夫"的角色，可带走血管壁上的脂肪、胆固醇，促进血液循环，保持血管洁净流畅，防治心脑血管疾病。

## 保持血管洁净通畅

一氧化氮有穿行于人体的组织和器官的能力，可及时修复被破坏的血管内皮细胞，清理血管内壁附着物，清理血液垃圾，舒张血管，保持血管洁净畅通，维持正常的血压水平，保证身体功能的正常运转。

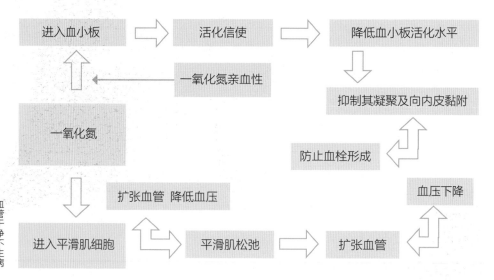

一氧化氮对身体的作用

| 调血管 控血压 | 抗炎 防硬化 |
| --- | --- |
| 防凝血 清血栓 | 抗氧化 清血毒 |

# 促进血液循环

一氧化氮分子量小，并且具有亲脂性，可穿透任何细胞，到达任何组织，是细胞内和细胞外分子的"使者"，具有保持血液循环畅通的作用。

# 改善糖尿病症状

一氧化氮能够提升胰岛素对血糖的敏感度，加快体内血糖代谢。一氧化氮还能够修复血管内皮细胞，降低因血糖代谢异常引发的血管、神经病变，防治糖尿病并发症。

# 预防心脑血管疾病

一氧化氮可以调节血压，维持血管张力恒定，清除血管壁上的脂肪和胆固醇，帮助改善心脑血管疾病，预防脑卒中和心肌梗死。

# 一氧化氮的来源

| 从餐桌上获取 | 多吃鱼肉和海产品，以及黄豆、大蒜等日常饮食中常见的食材，同时尽量少食用油炸食品、点心，可帮助维护心脑血管的健康。 |
| --- | --- |
| 多参加运动 | 根据自身的身体状况，每周至少进行 5 次有氧运动，每次花 20 分钟，可以步行、慢跑、游泳、骑自行车等，可帮助提高人体一氧化氮的含量。 |

# 40 岁以后定时检查血管健康

心血管病如同无形的杀手，如果你不重视，它就会悄悄威胁你的健康，甚至威胁你的生命安全。在《中国心血管健康与疾病报告 2020》中显示，因心血管病死亡占总死亡原因的比例正在增大，已处首位。

人到中年，患心血管病的概率明显增大，但很多中年人对血管健康关注不够。

中国心血管病报告显示，在我国 10 个省市 35 ~ 74 岁的成年受访者中，90% 的人不知道血脂异常会带来哪些危害，血脂异常和冠心病有什么关系，血脂异常的治疗率、控制率也都非常低。这是非常危险的现象。40 岁以上的男性和绝经后的女性，建议每年做一次血脂检查。

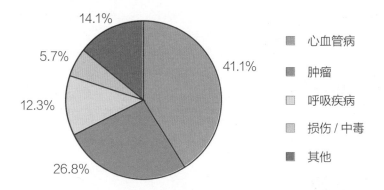

14.1%
5.7%
12.3%
26.8%
41.1%

■ 心血管病
■ 肿瘤
□ 呼吸疾病
■ 损伤 / 中毒
■ 其他

2012 年中国城市居民主要疾病死因构成比（%）

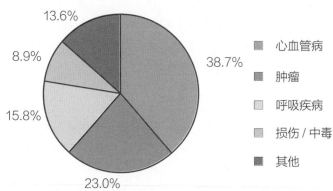

13.6%
8.9%
15.8%
23.0%
38.7%

■ 心血管病
■ 肿瘤
□ 呼吸疾病
■ 损伤 / 中毒
■ 其他

2012 年中国农村居民主要疾病死因构成比（%）

| 项目 | 总体 | 男性 | 女性 |
|---|---|---|---|
| 患病率 | 11.6% | 12.1% | 11.0% |
| 知晓率 | 30.1% | 29.7% | 30.5% |
| 治疗率 | 25.8% | 25.5% | 26.2% |
| 治疗达标率<br>（HbAlc < 7.0%） | 39.7% | 40.7% | 38.6% |

2005 年 8 月，著名演员高秀敏突发急性心脏病在长春的家中去世，年仅 46 岁。消息传出后，社会各界人士一片愕然，很多人为这位优秀的演员英年早逝而惋惜，很多市民自发去为她送行。事件过后，很多人在惋惜之余感叹，如果高秀敏能重视心脑血管疾病，也许悲剧就不会发生。

高脂血症早期发病缓慢，具有一定的隐蔽性，也没有明显症状，因此得不到重视。但时间长了，它就会损害器官，并会带来诸多的不适，如头晕头痛、胸闷气短、心慌心悸、四肢乏力、肢体麻木，最终导致冠心病和脑卒中，甚至危及生命。

所以 40 岁以上的人每年至少检查一次血脂，血脂已出现异常情况时，更要密切关注血脂变化，要在医生的指导下治疗，并定期检查治疗效果和安全性，根据病情变化调整治疗方案。

40 岁以下的健康人，也要每 5 年检查一次血脂。

### 你应该记住

餐后 12 ~ 14 小时测血脂。这就要求测血脂的人在抽血前一天晚上 8 点钟开始禁食（包括零食、饮料），可饮用少量水。在第二天早上 8 ~ 10 点钟采集静脉血，抽血前可饮用少量水。

# 他汀类药物和依折麦布
# 对治疗心血管疾病的作用

本章节前面的内容讲到了饮食、运动对防治高脂血症起到的作用，但如果已患了冠心病（心肌梗死、支架式搭桥手术后）、缺血性脑卒中或已患有多年糖尿病或者老年高血压者，有颈动脉斑块，就要在运动与饮食调理的同时通过服用降胆固醇的药物来保护血管。

## 降胆固醇的药物对心血管病的好处

防治冠心病。降胆固醇药物可降低患冠心病的危险。

降低其他心脑血管疾病的风险。脑卒中，又名中风，服用降胆固醇药物可降低脑卒中的风险，可以逆转动脉粥样硬化。

坚持长年服用降胆固醇药物，冠状动脉狭窄程度会减轻，患心绞痛、心肌梗死的风险也会有所下降。

## 他汀类药物对冠心病有神奇功效

他汀类药物对防治冠心病有神奇功效，他汀类药物在冠心病防治上的作用，和青霉素对感染性疾病治疗所产生的作用相当。

他汀类药物的主要作用是抑制肝脏合成胆固醇，降低低密度脂蛋白，同时具有些许降低三酰甘油和增加高密度脂蛋白的作用。由于降低低密度脂蛋白是防治动脉粥样硬化的关键，他汀类药物也就成为治疗心血管疾病的首选。

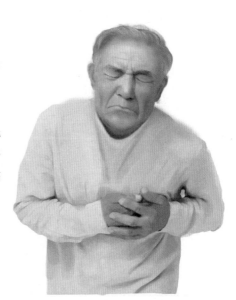

## 他汀类药物的主要特点

1. 有效降低血液胆固醇水平。他汀类药物具有很强的降低密度脂蛋白胆固醇的功效，可有效防治冠心病、缺血性脑卒中，减少心血管病死亡率，降低总死亡率。

2. 他汀类药物除降低胆固醇外，还有改善血管功能、舒张血管、减少和减轻心绞痛发作的作用。他汀类药物可稳定动脉粥样硬化斑块，预防血栓形成，减少心肌梗死发病率。

3. 不良反应小。临床上很少有患者因服用他汀类药物而发生不良反应。但如发生肌肉疼痛或乏力，应及时请医生检查、处理。

## 他汀伴侣——依折麦布

依折麦布能够减少肠道对胆固醇的吸收。他汀的剂量倍增，仅使降胆固醇的疗效增加6%，而且可能因为剂量过大出现不良作用。在常规中的剂量范围，他汀加上依折麦布，会使降胆固醇的疗效增加20%。他汀10毫克配合使用依折麦布10毫克的效果优于单独使用他汀80毫克。

## 他汀不是"肝毒药"

肝脏是体内合成胆固醇的最重要器官，他汀正是作用于肝脏，抑制和减少胆固醇的合成，少数患者服用他汀后可能出现一过性氨基转移酶增高，但极少导致器质性肝损害。

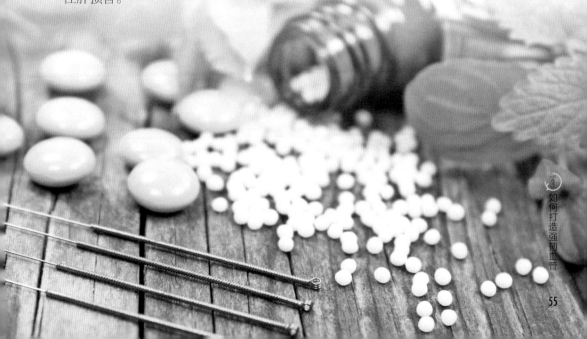

# 保证血管正常的"生物钟"

在一些城市，尤其是大城市中，经常潜伏着一群"熬夜族"，并且这支熬夜大军正在逐渐壮大，他们经常凌晨还在工作、玩游戏等。晚上11时到凌晨4、5点钟，是肝脏排毒的时间，当熬夜的时候，人体的生物钟就会被打乱，导致头痛、头晕、黑眼圈、皮肤粗糙等。

## 熬夜会扰乱血管的"生物钟"

熬夜者体内会过多地分泌肾上腺素和去甲肾上腺素，经常熬夜会导致血管收缩、血液流动缓慢、血液黏稠度增加，增加患心血管病的风险。研究证明，"熬夜族"患心血管疾病的概率比正常人高一倍。

经常熬夜更容易患心肌梗死或脑出血等疾病，这类人群心绞痛疾病的情况严重，甚至会导致猝死。

## 如何降低熬夜的危害

### 补充充足的水分

熬夜的人身体更容易缺水，所以要多喝水，既可以为身体补充充足的水分，又可以去火明目，一举两得。同时，还可以通过增加室内的空气湿度，减少体内水分的流失。

### 保证晚餐充分的营养

机体在得不到充足睡眠的情况下，会导致营养的流失，所以在晚餐时要多吃高营养的食物，如富含胶原蛋白的动物肉皮、富含维生素的水果等。同时注意避免食用刺激性强的食物，尤其是烧烤、麻辣烫、酒精类饮料等。

### 按时吃晚餐

熬夜的人经常饮食不规律，晚餐不按时吃很可能会损害肠道，导致消化功能出问题。

### 多参加户外活动

清新的空气有利于身体健康和精神愉快，可以帮助人摆脱熬夜后的萎靡状态。

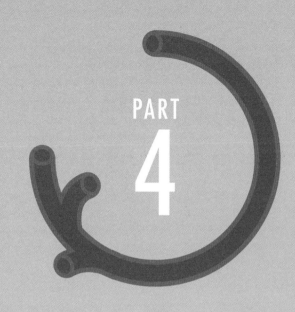

PART

# 4

## 增强血管韧性和弹性

随着年龄的增长，人体各个器官也会慢慢衰老，会出现一系列的问题，而如何预防和远离这些对身体不利的因素，需要各个方面的调理，包括饮食、生活、心情……

# 预防血管变脆，
# 避免脑出血、心肌梗死、
# 血脂异常

血管壁含有丰富的弹性纤维，具有可扩张性和弹性。其中，动脉由于承受较大的压力，血管壁较厚，弹性较大；而静脉因所承受压力小，管壁较薄，平滑肌和弹力纤维均较少，弹性和收缩性也都比动脉弱。

血管就好比一个橡皮水管，新的水管弹性好，有韧性，不容易断裂、渗水、堆积水中的沉渣。同样，血管弹性好，血液流通就好，不容易出现血栓等症状。而一旦血管的弹性下降，产生高血压、血脂异常、脑出血、心肌梗死的概率便大大增加，身体健康将受到严重威胁。

血管疾病也会加重血管脆性，使血管弹性下降，而吸烟、运动不足也是其中的重要原因。一个人血管变脆、弹性下降有很多表现，如脑力和体力下降、胸痛、心悸、出汗、眩晕、易疲倦等。

# 增加不饱和脂肪酸的摄入

### 不饱和脂肪酸增强血管弹性

不饱和脂肪酸能够防止脂肪堆积在血管壁，增强血管弹性和韧性，防止血管变脆，还能降低血液的黏稠度，增进红细胞携氧的能力。对预防血管弹性下降和血管变脆，能起到明显效果。

海鱼、坚果、植物油等食物中含有丰富的不饱和脂肪酸，可在平时的饮食中适当增加，如三文鱼、核桃、花生油、橄榄油等。

| 植物油（100克） | 单不饱和脂肪酸（克） | 多不饱和脂肪酸（克） |
|---|---|---|
| 玉米油 | 27 | 57 |
| 香油 | 64 | 30 |
| 花生油 | 40 | 30 |

### 搭配维生素 E 更健康

虽然不饱和脂肪酸对血管有好处，但不饱和脂肪酸极易氧化，从而使其功效大打折扣。有什么办法能够防止不饱和脂肪酸被氧化呢？在食用不饱和脂肪酸时，适量增加维生素 E 的摄入量，就能大大避免这个问题，且维生素 E 对血管也有不错的功效。

富含维生素 E 的食材有黑芝麻、榛子、核桃。

### 每天宜摄入脂肪总量的多少

不饱和脂肪酸有很多好处，但不能全部代替饱和脂肪酸，最佳摄入量为脂肪总摄入量的 50% ~ 60%，即一半多一些。

《中国居民膳食指南》指出，正常成年人每天的总能量摄入约为 430~620 千焦，脂肪摄入量以总能量的 20% ~ 30% 为宜，即每天脂肪的摄入量上限（按不超过 30% 计算）为 60 ~ 85 克。不饱和脂肪酸的摄入量以 30 ~ 50 克为宜。

## 富含维生素 E 的食物（每100克含量）

黑芝麻
50.4 毫克

榛子
36.43 毫克

核桃
43.21 毫克

# 药食两用食材帮你软化血管

### 黑芝麻（味甘，性平）

黑芝麻中的抗氧化成分是芝麻纤维素，它被分解后形成的物质，能增加高密度脂蛋白胆固醇（好胆固醇）水平，并减少低密度脂蛋白胆固醇（坏胆固醇）水平；黑芝麻中还含有花青素、卵磷脂、维生素E，有降低胆固醇、软化血管的作用。

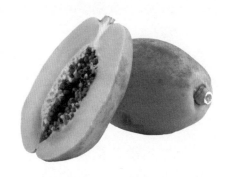

### 木瓜（味酸，性温）

木瓜有软化血管、抗菌消炎、抗衰养颜、抗癌防癌的保健功效，而且营养丰富。

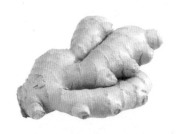

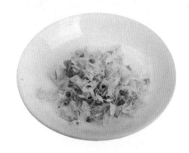

### 生姜（味辛，性微温）

生姜含有一种类似水杨酸的化合物，有助于稀释黏稠的血液，还能防止血液凝固，对降血脂、降血压、预防心肌梗死有特殊作用，所含的生姜辣素还可加速血液流动。

### 槐花（味苦，性微寒）

槐花中的槲皮素可扩张冠状动脉，改善血液循环，其中的芦丁能降低血管脆性。芦丁及其制剂有降压作用，槲皮素亦能短时间降压。

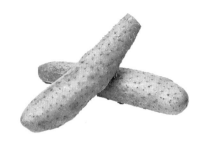

## 山药（味甘，性平）

山药中含有一种特殊的黏蛋白，这种物质能够防止脂肪在血管壁的沉积，保持血管的弹性，并防止动脉粥样硬化的发生。

## 何首乌（味苦、甘、涩，性微温）

实验证明，何首乌含有蒽醌类、二苯乙烯化合物以及卵磷脂等营养物质，有降血脂与降胆固醇、延缓动脉粥样硬化的作用。

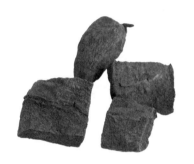

## 决明子（味甘、咸、苦，性微寒）

降脂降压、疏通血管，适用于高脂血症、高血压、动脉粥样硬化等心脑血管疾病患者。

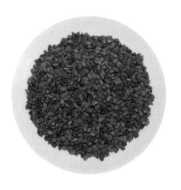

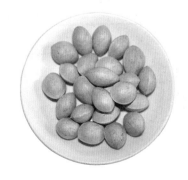

## 白果（味苦、甘、涩，性平，有小毒）

白果中含有莽草酸、白果双黄酮、异白果双黄酮、甾醇等物质，有通畅血管、扩张冠状动脉等效果，近年来用于治疗高血压及冠心病、心绞痛、脑血管痉挛，且有一定的效果。

# 坚持打太极拳能增加血管弹性

## 太极拳能够让全身放松

太极拳强调放松肌肉，能够放松全身，"一动无有不动""以心行气""气达四梢"，可以增强血管壁的弹性和血液循环，能够让微血管"更加活起来"，起到促进微循环的效果。

## 经常练太极拳对心脑血管好

经常练太极拳的人，血管异常率和瘀血超标率较不经常锻炼的人低很多，练太极拳能起到调节供血的作用。

此外，练太极拳对降低血脂、预防和延缓心脑疾病有良好效果。

## 打太极拳要注意

1.太极拳的呼吸、意念以及动作要结合，锻炼时要注意让呼吸道通畅，口微合，用鼻吸气，口鼻同时呼气或只用鼻孔呼气。

2.打太极拳时，人的下肢静力负荷很大，韧带负担重，比平常走路所承受的压力要大好几倍，加上运动中很多关节要不停旋转运动，容易扭伤关节周围软组织。打拳之前要做一些轻柔的准备运动，使关节、韧带舒展。

3.打太极拳要控制好运动量。运动量跟时间、速度、呼吸等都有关系，要因人而异，没有统一规定。适宜的运动量是：练完后感觉轻松，心胸开阔舒畅，精神清爽，腰以下不劳累。

4.要穿宽松的衣服、注意天气的温度变化、睡眠要充足。

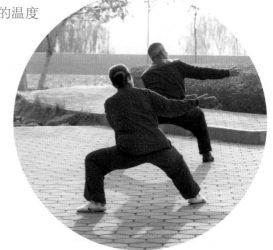

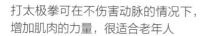
打太极拳可在不伤害动脉的情况下，增加肌肉的力量，很适合老年人

# 拍打四肢给血管"按摩"

## 拍打腿部和手臂是在给血管"按摩"

经常拍打腿部和手臂，能帮助刺激身体局部的肌肉组织，促进肌肉有效收缩。每次肌肉收缩会对血管挤压一次，对促进血液在血管内的顺利流动有很好的效果，相当于在给血管进行"按摩"。它可改善血液的流通，改善血液循环，从而有效保持血管的弹性。

## 正确的拍打方法

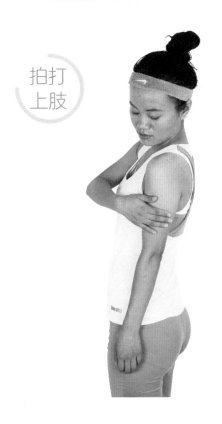

拍打
上肢

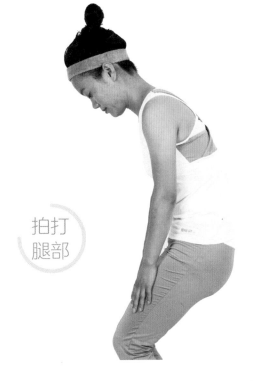

拍打
腿部

1. 左臂垂直放松，右手食指、中指、无名指内侧对准左臂外侧。
2. 从上到下或从下向上反复拍手臂。也可用拳头或掌根击打。
3. 两臂交替进行，做 50 ~ 80 次。

1. 双手五指微微张开，掌指关节微屈。
2. 双手分别从上到下拍打同侧的腿部，可同时进行或间隔进行。
3. 做 50 ~ 80 次。

# 长期交替冷热水浴能软化血管

## 冷热水交替能锻炼血管

人体接触冷水刺激时，皮肤血管会收缩，大量血液流向人体深部组织和器官。接触热水后，皮肤血管又扩张，血液又流向体表。这样一来，全身血管好像在"锻炼"。这种一舒一缩的锻炼，可增加血管的弹性，有利于防治动脉粥样硬化、高血压和冠心病。

## 冷热水浴还有助于血液健康

冷热水浴锻炼时，血液会重新分配，另外骨髓的造血功能会有所增强，这都能增加血液里的红细胞和血红蛋白水平，能使人面色红润、精力充沛。

## 血管体操开始

每晚睡前用冷热水交替淋浴：冷水温度为 12 ~ 16℃，热水温度在 40 ~ 44℃。先冷后热，交替 5 ~ 10 次，每次持续 2 ~ 3 分钟，最后以热水浴结束。

## 注意事项

1. 先以冷水擦身开始，适应后再进行沐浴。

2. 开始锻炼时间宜短，2 ~ 3 分钟即可，以后逐渐延长到 10 ~ 15 分钟，一般不超过 15 分钟。

3. 水温低于 20℃，时间应相应缩短，水温越低，时间越短。

4. 体质虚弱、患有严重器质性疾病、发热者及酒后、妇女经期不宜冷水浴。

# 大笑有助于增强血管弹性

## 心情不好对血管健康不利

精神抑郁、焦虑，很容易导致机体内部的交感神经－肾上腺系统和下丘脑－垂体－肾上腺轴同时被激活，会导致大量皮质激素产生，继而导致血管系统承受巨大压力，如得不到缓解，时间长了，就容易引发血管疾病。

## 大笑能够增加血管弹性

研究表明，大笑1分钟，可以牵动13块肌肉，全身可放松47分钟，使机体产生内啡肽。内啡肽是一种天然的镇静剂、麻醉剂，如果每天笑3次，每次3~4分钟，长期坚持能增强血管弹性。

## 捧腹大笑15秒＝服用他汀药

研究发现，大笑（不是浅浅的微笑）持续约15秒钟以上，越发自内心，对于血管的好处就越多、越持久。大笑除了刺激大脑释放内啡肽，还能促使一氧化氮释放，帮助扩张血管，减少胆固醇沉积。

◗ 你应该记住

平时在饮食中加一些富含苯乙胺和咖啡因的健脑活血食物，如核桃、鱼类、牛奶、豆制品以及绿茶、咖啡、巧克力，能改善低沉情绪。

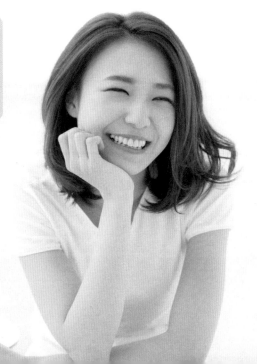

"笑一笑，十年少"不是空穴来风，它确实是一剂良药，让生活中多一点笑吧！

# 预防血管壁增厚，避免高血压、脑血栓、动脉粥样硬化、心肌梗死

　　血管壁增厚，通常表现为血管内膜增厚，常发生在一些大的动脉血管。导致血管内膜增厚的原因可能是不良的生活习惯以及高血压、糖尿病、血脂异常。随着年龄地增长，血管腔变得越来越窄。

　　需要一提的是，血管壁增厚和管腔变窄，不仅发生在中老年人身上，年轻人如果运动不足，同样会出现血管壁增厚。

# 每天保证 5 种以上蔬菜

## 每天 5 种蔬菜是基本需求

中国居民膳食宝塔中的蔬菜处于第二层，推荐每人每天吃 300 ~ 500 克。但从品种上来说，一天最好吃 5 种以上蔬菜，可从叶菜类、根茎类、果菜类等品类中选择。

## 深色蔬菜要多吃

深色蔬菜包括像番茄、胡萝卜等红色蔬菜，青椒、油菜、黄瓜等深绿色蔬菜，茄子、紫甘蓝等紫色蔬菜。而浅色蔬菜则包括像白萝卜、大白菜等颜色非常浅或者白色的蔬菜。

深色的蔬菜中含有的营养素更为丰富，有更好的抗氧化、修复作用。绿色蔬菜在总的蔬菜种类中占一半，如油菜、菠菜之类。另外一半是各种浅色蔬菜。

| 深色蔬菜 | 主要营养素 | 蔬菜 |
|---|---|---|
| 红色、橙色蔬菜 | 番茄红素、胡萝卜素、维生素 $B_2$、辣椒红素、玉米黄质 | 番茄、胡萝卜、南瓜、辣椒等 |
| 深绿色蔬菜 | 叶绿素、叶黄素、维生素 C | 青椒、油菜、黄瓜、芥蓝、菠菜等 |
| 紫红色蔬菜 | 花青素、芦丁 | 茄子、紫甘蓝、紫色洋葱 |

每日要调换蔬菜的品种，尽可能选择不同种类的蔬菜

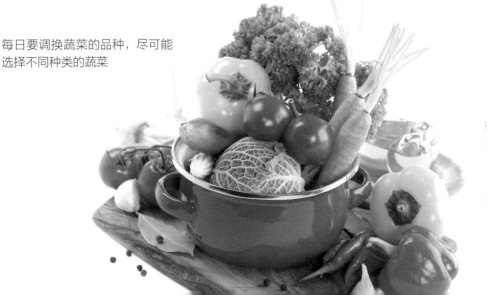

# 盐摄入不超过6克/天，油少于25克/天

食盐对维持血管的渗透压有很重要的作用，而且也是组成血液的电解质之一，但如果摄入过量会影响心脑血管健康。

油也是人体不可或缺的营养素，但如果摄入过多的油，同样对血管健康不利。

## 食盐摄入过多增加血管侧压力

如果饮食中的食盐过多，进入体内后就容易导致血容量增加，继而增加对血管壁的侧压力，导致血压增高，还会引起血管硬化。

## 油摄入过多会让血管变窄

油脂（尤其是动物油）如摄入过多，它们容易在血液中积聚，血液因此变得黏稠。长期下去，血液流通会受阻，血液中的垃圾就不能顺利地排出体外，很可能堆积在血管壁上，使血管慢慢变厚，血管腔变窄。容易导致高血压、血脂异常和动脉粥样硬化。

## 盐摄入每天不超过6克

目前，我国居民盐的摄入量高出推荐量很多，甚至几倍。正常人每天摄入6克盐是合理的量，6克盐大概是一个啤酒瓶盖子的容量。如果是高血压患者，限盐应更严格，不应超过5克，以3~5克为宜。

## 油每天摄入25克油即可

中国营养学会推荐，每人每天烹调油摄入量在25克左右为宜，饭量大的人可吃到30克。通常，常用的白瓷勺，两勺至两勺半即25克或30克左右。

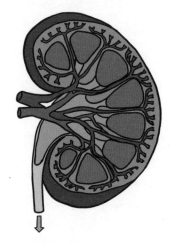

吃盐过多，会让人产生口渴感，需喝大量水来缓解，长期大量摄取盐会导致身体水肿，增加肾脏负担。

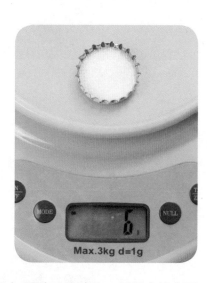

# 学会稳定情绪，有利于血管恢复

70岁的张大爷患心脏病多年，饮食控制得很好，药也及时服用，但由于脾气是易躁型，平时总感觉子女不重视自己，动不动就为一些琐事发火，曾多次被送往医院抢救。

### 心血管疾病和情绪有直接关系

引发心血管疾病的主要原因有两点：一是外因，如季节变化等（秋冬季是心血管疾病高发期）；二是内因，患者的情绪很重要，它和心血管疾病发生有直接关系。

### 人在不良情绪下，易产生不利于血管的物质

在悲伤气氛中，人体的交感神经兴奋，会促使人的心跳加速，使得动脉收缩，这会诱发或加重某些心脏病的症状，如胸痛、胸闷、心悸、出汗、气短等。一方面，心理不平衡可能促成心血管疾病的发生，而反过来，心血管疾病也会造成心理紧张，两者相互影响。

### 找一个合适的方法，调节你的情绪

调节情绪的方法多种多样，可根据自己的喜好选择。

1.记日记或记笔记：把自己的不愉快通通用笔"吐"出来，既锻炼了手指，又锻炼了大脑，一举两得。

2.听音乐：找一种自己喜欢的音乐来听，逐渐就会淡忘烦恼。

3.看书：看书是一种很合适的方法，能让人心平气和许多。

4.找个好友倾诉：把心中的不愉快与好朋友或家人说出来。

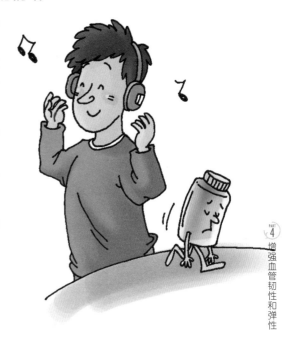

# 30 分钟血管按摩操帮助扩张血管

## 先按摩淋巴更好

血管操能扩张血管，改善血流状况，帮助降血压。如果在按摩前，先对淋巴进行按摩，能促进淋巴流动，有助排毒，令效果倍增。

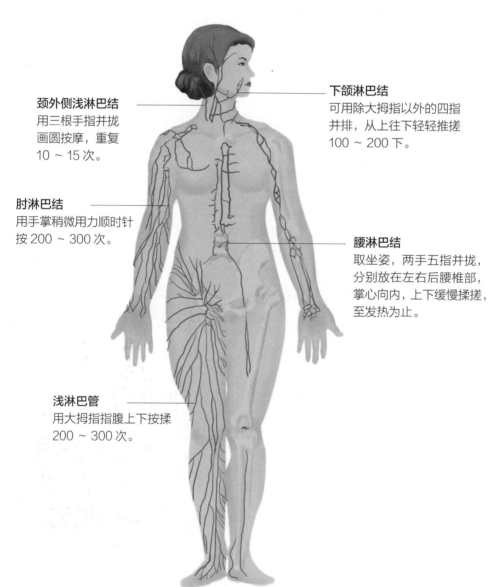

**颈外侧浅淋巴结**
用三根手指并拢画圆按摩，重复10 ~ 15次。

**肘淋巴结**
用手掌稍微用力顺时针按200 ~ 300次。

**浅淋巴管**
用大拇指指腹上下按揉200 ~ 300次。

**下颌淋巴结**
可用除大拇指以外的四指并排，从上往下轻轻推搓100 ~ 200下。

**腰淋巴结**
取坐姿，两手五指并拢，分别放在左右后腰椎部，掌心向内，上下缓慢揉搓，至发热为止。

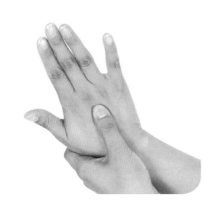

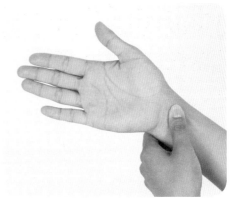

### 手部血管按摩

　　用指腹搓揉手背和手心；用大拇指和食指捏住每根手指侧面，从根部往指头方向轻轻搓揉，左右手交替进行。

### 腕部血管按摩

　　用手捏住腕部，左右转动，再上下搓动，使皮肤和腕骨有种分离感。

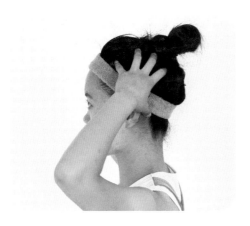

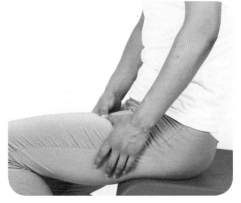

### 头部血管按摩

　　用指腹或掌心画圆按揉太阳穴；用双手手指分别向前、后、左、右推压头顶；用两手掌心上下左右推压额头；捏住耳垂根部往下拉伸，至鼓膜有振动感即可。

### 腿部血管按摩

　　用双手手指用力按揉大腿根部腹股沟部位（腹部与下肢连接处）；用手依次从大腿开始，向小腿方向抓捏起肌肉，上下揉动。

# 预防血管压力增加，
# 避免高血压、脑卒中、
# 心力衰竭

血压指的是血管内的血液对血管壁的压力。血管有动脉、静脉、毛细血管之分，所以相应的，血压可分为动脉血压、静脉血压和毛细血管血压。我们说血压时，通常指动脉血压。

影响动脉血压的因素主要是心输出量和血管外周阻力。心输出量直接影响血压，输出量增多，血压会升高，输出量减少，血压会降低。血管外周阻力的改变会影响收缩压和舒张压。外周阻力减少，舒张压便会降低，反之则会升高。

长期的血管收缩导致基质沉淀、血管壁增厚、血管缩小，还有外周血管收缩物质的增加，都可能导致血管压力增加，此时高血压便会悄然而至。同时，还会引发其他心脑血管疾病，如脑卒中、心肌梗死和心力衰竭。

# 每天钾的摄入量不少于 2000 毫克

钾是维持人体生命的必需元素。钾有助于动脉扩张，降低外周血管阻力，促进尿钠排泄，诱导钠利尿，减少体液量，降低心血管负担，降低血压，同时可使高血压患者的动脉壁增厚减轻。

## 帮助排钠

钾可和钠盐进行交换，有效防止高盐摄入引起的血压升高，摄入钾有利于钠排出，这有利于轻型高血压患者血压下降。

食物中含有丰富的钾，尤其是大部分的新鲜水果和蔬菜，如菠菜、香蕉。但高血压伴有糖尿病的患者，要控制含糖量高的食物摄入，土豆、菠菜和黄豆等低糖食物是不错的选择。

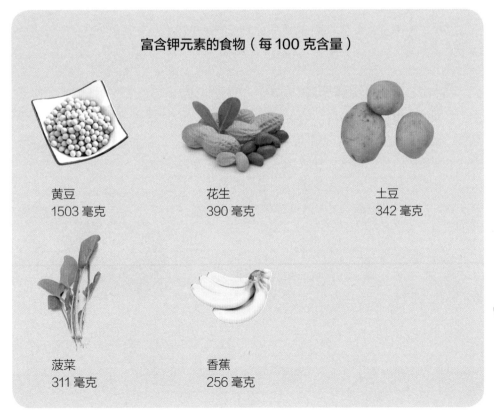

**富含钾元素的食物（每 100 克含量）**

黄豆
1503 毫克

花生
390 毫克

土豆
342 毫克

菠菜
311 毫克

香蕉
256 毫克

# 适当进食黑巧克力（14 克 / 天）

德国科隆大学的研究人员发现，每天吃黑巧克力可帮助收缩压和舒张压降低，可对高血压起到辅助治疗效果，并且不会产生不良反应。

## 多酚类帮助降压

黑巧克力为什么有降压功效？研究人员认为，和红酒一样，黑巧克力也含有多酚物质，这种多酚物质能降低低密度脂蛋白的含量，抑制血小板凝集，降低血管的氧化损伤，维持血管的弹性。

## 黄烷醇成分保护血管

黑巧克力中含黄烷醇成分，它具有与阿司匹林类似的稀释血液作用，能够增加血液中的一氧化氮，改善血管功能。许多蔬菜和绿茶中也含这种物质。

## 每天进食 14 克为宜

黑巧克力中富含能量，高血压患者要控制能量摄入，不能吃太多。每天摄入14 克，效果最佳。

## 选购黑巧克力和食用注意事项

1. 可可含量在 60% 以上。在超市购买黑巧克力的时候，一定要看包装袋上面的可可含量。有些产品声称是黑巧克力，其实并不是。应选择可可含量高的，可可含量在包装醒目位置都有标明。

2. 巧克力含有糖分，能量大，不适合糖尿病患者食用。但选择食用不含糖的黑巧克力对糖尿病患者有益处。

3. 女性怀孕的前五个月不要吃黑巧克力。六个月后吃少量，对宝宝有利，并且可可脂含量不要超过 50%。

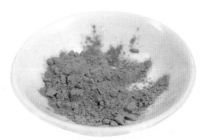

黑巧克力的降压功效和可可粉含量成正比，食用可可粉也有降压效果

# 每天饮用 2 ～ 3 杯绿茶

桌上一杯升起几缕热气的茶，看起来很有情调吧。现在喝茶的人越来越多，龙井、毛尖、碧螺春……人们可根据自己的爱好选择茶，茶的养生功效也受到越来越多的人的重视。

## 降低血压水平

人体胆固醇、三酰甘油等含量高的时候，脂肪会沉积到血管内壁，血管平滑肌细胞增生后容易导致动脉粥样硬化。绿茶含丰富的茶多酚，这种物质可帮助抑制斑状增生，增强血管弹性，舒缓血管压力水平。

## 每天喝 2 ～ 3 杯绿茶刚刚好

饮茶必须适量，一般以 2 ～ 3 杯（大概 600 毫升）为宜，饮茶量过少，效果不明显；过量饮用，会影响人体内铁的吸收。值得注意的是，饮茶最好以 80 ～ 85℃的温开水随泡随饮，不要冲泡过度或放置过久。泡茶的浓度不要太大，以分次多饮为宜。

## 血管压力增加者适宜饮品

绿茶、菊花茶、决明子茶、枸杞茶、山楂茶。

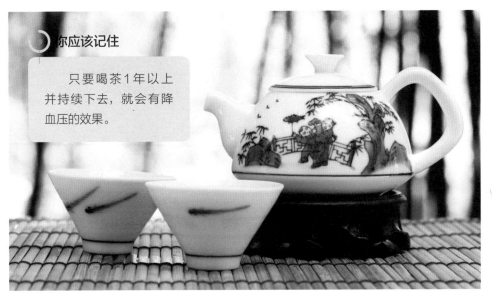

你应该记住

只要喝茶 1 年以上并持续下去，就会有降血压的效果。

## 降压方

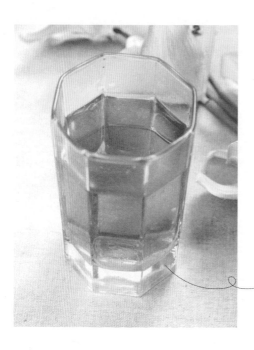

# 夏桑菊茶

**材料**　夏枯草 6 克，桑叶 10 克，菊花 9 朵，冰糖适量。

**做法**

1 材料用清水冲去浮尘，放入一个加热容器内，加适量水，泡 10 分钟。
2 用大火烧开药汤，再小火煮 5 分钟。
3 关火，让药材在汤中浸泡冷却，过滤后加入适量的冰糖即可饮用，放入冰箱中冷藏饮用口味更好。

舒张血管

# 荷叶柠檬苦瓜茶

**材料**　荷叶干品 10 克，柠檬草 5 克，苦瓜干品 4 片。

**做法**

1 将荷叶干品、苦瓜干品清洗一下，把荷叶撕成小片。
2 全部材料放入杯中，倒入沸水，盖盖子闷泡约 10 分钟后饮用。

扩张血管降血压

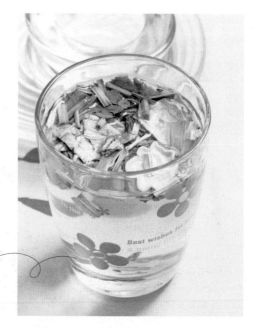

血管干净不生病

# 每天听 30 分钟轻松的音乐

音乐疗法能消除血管压力大的患者的焦虑情绪，使心理紧张状态恢复平静，有利于血压的稳定；还能令人平静、愉悦和轻松，从而产生降压、安神等作用。

## 如何听

1. 聆听音乐前最好能洗洗脸，清醒一下头脑；将双手搓热，用掌心按摩面部几分钟。

2. 闭目养神，静坐片刻，或做几次深呼吸。

3. 每次听音乐的时间不宜过长，一般每次为 30 ~ 60 分钟，每日 2 ~ 3 次。

## 听音乐也分主动和被动

1. 主动音乐疗法（或称参与法）：亲自从事谱曲、演奏乐器、演唱等音乐活动来达到治疗的目的。

2. 被动音乐疗法（或称感受法）：通过欣赏、倾听有选择性的音乐来达到治疗的目的。

## 如何选取适合自己的音乐

1. 宜选择符合自己性情的音乐，治疗效果才好。

2. 低音应深沉厚实、内容丰富，中、高音的音色要具有感染力。

3. 音乐节拍约等于人的心跳速率，节拍太慢或太快，都不适于高血压患者。

## 按不同功效选曲

| 功效 | 曲目 |
|------|------|
| 镇静安神 | 《平沙落雁》《塞上曲》《苏武牧羊》《小桃红》 |
| 养心益智 | 《阳关三叠》《春江花月夜》《江南丝竹》《空山鸟语》 |
| 宣泄消气 | 《红河水》《小胡茄》《二泉映月》 |
| 娱神益寿 | 《高山流水》《良宵》《梅花三弄》《颐真》《醉翁吟》《百鸟行》 |
| 兴奋开郁 | 《假日的海滩》《喜相逢》《锦上添花》 |
| 催眠 | 《催眠曲》、舒伯特的《摇篮曲》、门德尔松的《仲夏夜之梦》或德彪西的钢琴协奏曲《梦》 |

# 坚持拉伸运动

　　增强肌肉及关节柔韧性的最佳方式之一就是坚持每天拉伸。每天早晨略微拉伸一下就可缓解肌肉紧张，睡前适当做拉伸运动能促进睡眠。做做拉伸活动，可使情绪安定，改善血管运动中枢的功能，从而促进血液循环，平衡血管压力。

**腿部拉伸**　仰卧，弯曲双下肢，脚部着床，抬起一条腿。用双手抓住小腿，继续抬高下肢，尽量拉直、松开，再拉直、再松开。换另一条腿重复此动作。

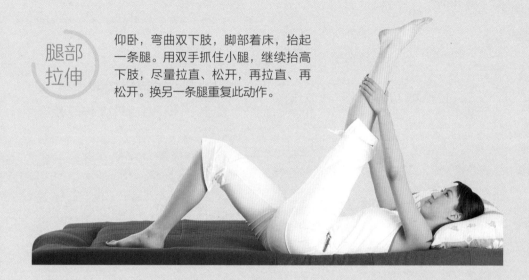

**大腿腹肌拉伸**　脸朝上平躺，单脚往上抬10厘米，保持30秒钟。换脚，做同样的动作。

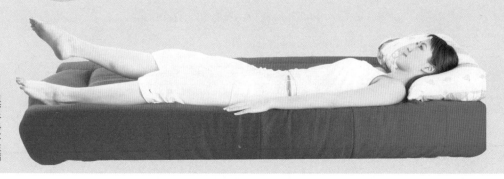

一条腿伸直坐于床上，另一条腿弯曲跨过伸直的大腿，足部着床紧贴着伸直的腿的膝部，慢呼吸。缓慢向直腿方向弯曲躯干，不断地转动头部向身后看，保持肩部松弛，下巴与肩部垂直，通过将肘部紧靠在弯曲一侧大腿膝部的内侧面，拉直身体。缓慢松开，将双腿放于床上休息一下，换另一侧。

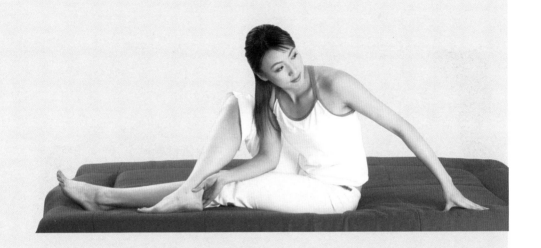

仰卧，抱双膝于胸前，用上肢紧抱膝部。在将膝关节抱向胸部时，用力将背部紧贴床面。松开上肢，放下双腿。

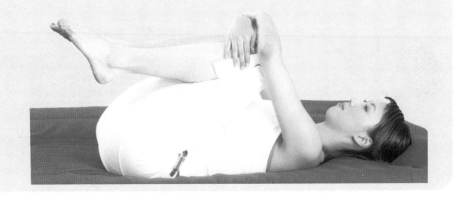

PART 4 增强血管韧性和弹性

腹肌
拉伸

膝盖弯曲,两手向前伸直,使上身扬起,
眼睛看向肚脐部位。

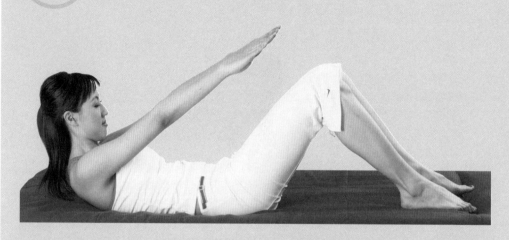

腹肌臀部
拉伸

脸朝上平躺,以臀部、腰部、背部顺序上抬。
以相反的顺序放平。

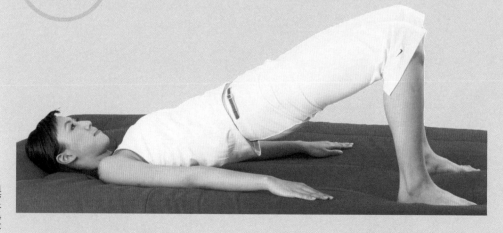

# 头部穴位刮痧帮助降低血管压力

　　刮痧可刺激局部毛细血管，并使之扩张，加速血液循环。同时，刮痧可刺激皮下毛细血管和神经末梢，发挥它们正常的调节功能。刮痧所引起的局部瘀血，是一种自溶血现象，可以提高人体免疫功能。经常刮痧，有助于降低血管压力，缓解血管压力增大带来的症状。使用刮痧治疗血管压力增加，即使症状缓解后，也要坚持治疗。

　　刮头部督脉，由头顶百会穴往下经风府穴等刮至大椎穴，以皮肤出痧为度。

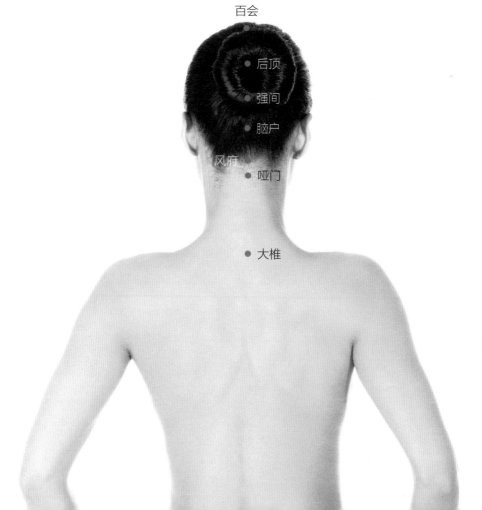

百会

后顶

强间

脑户

风府

哑门

大椎

# 预防血液黏稠,
# 避免血脂异常、脑血栓、
# 动脉粥样硬化

　　血液黏稠由血流速度变慢引发,而随着年龄增加,发生率也增加。

　　不过,血液黏稠并不是独立性的疾病,它本身不可怕,可怕的是它所引起的后遗症,如血脂异常、高血压、糖尿病、脑卒中。血液黏稠备受关注,尤其严重的是中老年群体。不健康的饮食、缺乏运动、生活不规律也会让年轻人的血液变得黏稠。

# 要警惕饱和脂肪酸和胆固醇超量

饱和脂肪酸和胆固醇虽然也是人体中的重要组成成分，不可或缺，但由于两者是导致血液黏稠的重要物质，对血液和血管健康的影响较大，要对两者的摄入量严格控制。

### 每天饱和脂肪酸摄入不超过总能量的 10%

人每天脂肪的摄入量为总能量的 20% ~ 30%，而饱和脂肪酸摄入要低于脂肪摄入量的 50%，所以每天饱和脂肪酸的摄入量最好不超过总能量的 15%。而饱和脂肪酸含量高的食材有动物油、动物内脏等动物性食品。

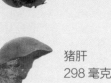

### 每天胆固醇的摄入量在 200 ~ 300 毫克

胆固醇是人体不可或缺的一部分，但摄入过量会导致许多病症，如血脂异常、高胆固醇血症和冠心病。因

畜肉类含脂肪最丰富，且多为饱和脂肪酸。

此，要控制其摄入量，通常健康人每天不超过 300 毫克，而有高血压、糖尿病、血脂异常以及其他心脑血管病的人，每天的摄入量最好不超过 200 毫克。

究竟这 200 毫克和 300 毫克有多少呢？其实很简单，一个鸡蛋黄的胆固醇含量约为 300 毫克，也就是说，每天吃一个鸡蛋足矣。常见的食材中，胆固醇含量高的是肉类，尤其动物内脏，选择时要小心。

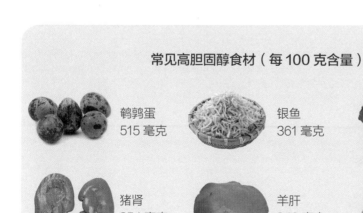

**常见高胆固醇食材（每 100 克含量）**

| | | |
|---|---|---|
| 鹌鹑蛋 515 毫克 | 银鱼 361 毫克 | 鸡肝 356 毫克 |
| 猪肾 354 毫克 | 羊肝 349 毫克 | 猪肝 298 毫克 |

# 一碗燕麦粥帮你补充全天所需粗粮

### 燕麦是心血管的"好友"

研究发现，胆固醇水平降低1%，冠心病的死亡率就会下降2%。而流行病学资料显示，多吃全谷食物，人体的总胆固醇、低密度脂蛋白胆固醇（坏胆固醇）会下降，长期坚持，对预防血液黏稠、血液流通不畅，能起到明显效果。而这其中，最为人们所关注的是燕麦。

### 燕麦能够降低导致血液黏稠的物质

有关燕麦健康作用的研究结果发现，食用燕麦和以燕麦为主的食物能降低血液中的低密度脂蛋白胆固醇，而不会影响高密度脂蛋白胆固醇水平。

这意味着燕麦能够预防和辅助治疗血液黏稠、血脂异常，它还能有效降低心血管疾病的风险。《时代周刊》中推荐的十大健康食物中就有燕麦。

### 如何食用与食用多少

燕麦中含有的 β - 葡聚糖达到一定水平，才能发挥燕麦的保健作用。一般情况下，葡聚糖含量越高，黏性越大，效果越明显。另外还要保证这种黏性物质能溶出，不能"藏"在燕麦粒里面。

因此，把燕麦煮成粥或者做成糊是最佳的选择。而早上起来喝一碗燕麦粥不但有利于血液健康，而且一天所需的粗粮也能摄入大部分了，再加一点其他粗粮就不用担心粗粮摄入量不够了。

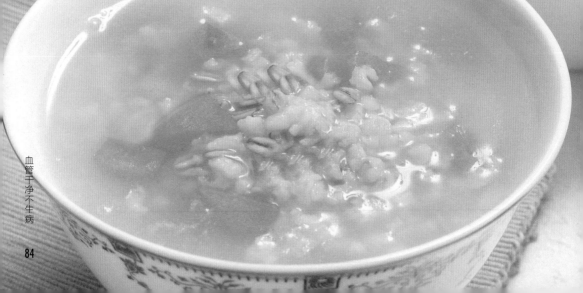

## 多吃卵磷脂含量丰富的食物

卵磷脂存在于人体内的每个细胞之中，主要集中在脑、神经系统、血液循环系统、免疫系统以及肝、心、肾等重要器官。

### 卵磷脂是血液中脂肪的"分解员"

卵磷脂有乳化、分解油脂的作用，适当食用富含卵磷脂的食物，可促进血液循环，加快血液中的油脂分解，促进其排出体外，还能帮助清除血液中的过氧化物，使血液中的胆固醇及中性脂肪含量降低，避免脂肪和胆固醇在血管内壁的滞留，避免血液黏稠。

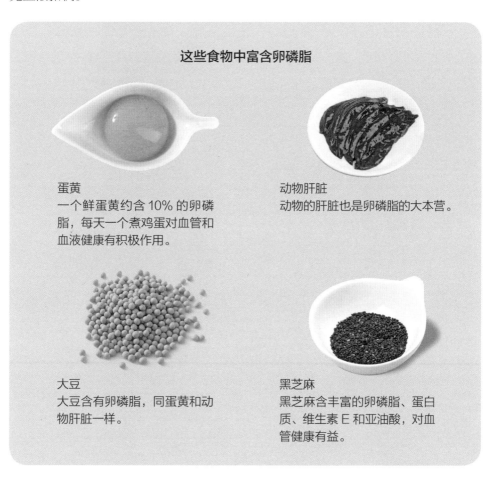

**这些食物中富含卵磷脂**

蛋黄
一个鲜蛋黄约含 10% 的卵磷脂，每天一个煮鸡蛋对血管和血液健康有积极作用。

动物肝脏
动物的肝脏也是卵磷脂的大本营。

大豆
大豆含有卵磷脂，同蛋黄和动物肝脏一样。

黑芝麻
黑芝麻含有丰富的卵磷脂、蛋白质、维生素 E 和亚油酸，对血管健康有益。

此外，牛奶、坚果、鱼肉、木耳等食物也含部分卵磷脂，可在食谱中适当加入。

PART
4
增强血管韧性和弹性

# 慢跑或快走有助于降低"血稠"

持之以恒地慢跑或快走，能预防、调节和改善血脂异常状态，而且对血脂异常并发脂肪肝、高血压、糖尿病和肥胖同样有不错的疗效，也可缓解焦虑、抑郁症状，非常适合中老年血脂异常患者。

慢跑或快走对改善血脂状态很有帮助，但怎么才能科学、安全而且更有效果呢?

### 时间的把握

初期，以 100 步 / 分钟开始，每次不少于 10 分钟。1 ~ 2 周后，每次 30 ~ 60 分钟。

### 次数的把握

老年人以 50% 的最大摄氧量强度，每天坚持慢跑 30 ~ 60 分钟，每周 3 ~ 6 次。

### 怎么才算合理运动

1. 在选择慢跑或快走的过程中，中老年人的脉搏维持在（170 - 年龄）次 / 分钟。

2. 运动后，不会气喘吁吁、喘不过气，没有恶心、呕吐等现象。

3. 运动后 5 ~ 10 分钟内脉搏恢复到正常水平。

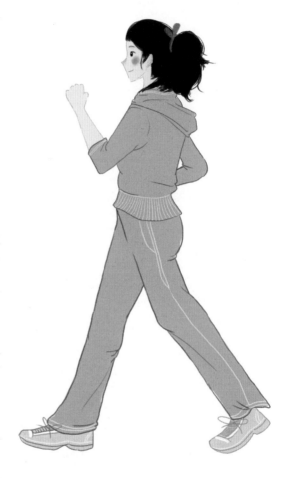

快走或慢跑是最经济有效的有氧运动，10 分钟能帮你消耗 251 ~ 418 千焦的能量，而且不需任何器材或场地，并且安全，只需要一双运动鞋就够。

# 对付"血稠"的三个穴位

平时经常按摩以下三个穴位，每次 3 ～ 5 分钟，以感觉微酸为宜。

## 合谷穴

此穴在手背第 1、第 2 掌骨间，第 2 掌骨桡侧的中点处。

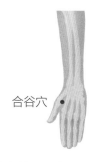

合谷穴

此穴位有调气、理血活血以及通经止痛的效果

## 足三里穴

由外膝眼向下量 4 横指，在腓骨与胫骨之间，由胫骨旁量 1 横指的地方即是。

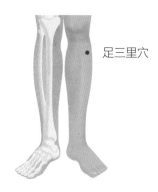

足三里穴

此穴能改善心功能，调节心律，对高血压、糖尿病、也有辅助治疗作用

## 委中穴

此穴位于人体的腘横纹中点，股二头肌腱与半腱肌肌腱的中间。

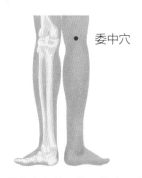

委中穴

此穴有舒筋通络、散瘀活血、清热解毒的功效

# 预防血糖升高过快，
# 避免高血糖症、糖尿病
# 及各种并发症

　　血糖指血液中的葡萄糖，主要有三个来源：一是食物中的糖类经消化分解变成葡萄糖，被吸收入血液循环，这是血糖最重要来源；二是储存于肝脏中的肝糖原和储存于肌肉中的肌糖原分解成葡萄糖进入血液中，供人体所需；三是饮食中的蛋白质和脂肪通过糖异生作用而转化成葡萄糖。

　　正常人空腹血糖应为 3.9 ~ 6.1 毫摩尔 / 升，餐后两小时血糖在 3.3 ~ 7.8 毫摩尔 / 升。如果血糖高于这个数值，并且升高过快，就可能导致高血糖症或糖尿病。

　　糖尿病是在遗传和环境因素共同作用下，由于胰岛素缺乏和胰岛素抵抗而引起的人体糖类、蛋白质及脂肪代谢紊乱的一种慢性、终身性疾病。糖尿病的典型症状是"三多一少"，即多尿、多饮、多食、体重减轻。除以上症状外，糖尿病患者还会经常感到乏力、眼睛容易疲劳、视力下降。糖尿病最严重的后果是发生动脉粥样硬化性心血管疾病——心肌梗死和缺血性脑卒中。

# 低 GI、低 GL 的饮食法则

GI 是英文 Glycemic Index（血糖生成指数）的缩写，也称生糖指数，它代表食物进入人体两小时内血糖升高的相对速度。GL 的全英文是 Glycemic Load，即生糖负荷，生糖负荷的数值和生糖指数有关，它是建立在升糖指数的基础上，也计入糖类总量的一部分。

## 升糖指数和类型、结构等有关

食品越坚硬，GI 值越低。

食品越精致，GI 值越高。

食品膳食纤维越完整，GI 值越低。

淀粉糊化程度越高，GI 值越高。

食品酸化程度越高，GI 值越低。

## 低生糖指数食物对血糖的好处

低升糖指数食物滞留于消化道中时间长，吸收率低，葡萄糖释放缓慢，进入血液速度慢，达到的峰值低，胰岛素峰值相应低。高生糖指数的食物则相反。

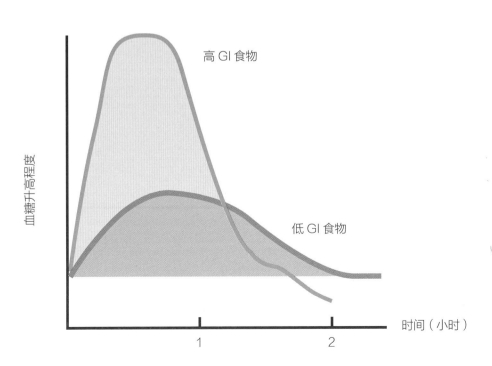

## 降低食物 GI 的烹调方法

急火煮，
少加水

食物的生熟、软硬、稀稠、颗粒大小决定食物的 GI。食物加工时间越久，温度越高，水分越多，糊化就越好，食物的 GI 就越高，升糖越快。

增加主食中
蛋白质的
含量

增加主食中优质蛋白质含量，会使主食获得不同的 GI。饺子、包子等面食是北方常吃的食物，蛋白质、膳食纤维含量都高，是中、低GI 食品。

## 常见食物的 GI、GL 表

| 食物名称 | GI（血糖生成指数） | GL（食物血糖负荷） |
| --- | --- | --- |
| 黄豆 | 18 | 6.2 |
| 玉米 | 48 | 14 |
| 黑米 | 80 | 57.8 |
| 薏米 | 53 | 37.7 |
| 荞麦 | 54 | 39.4 |
| 绿豆 | 27.2 | 15.1 |
| 苹果 | 36 | 4.4 |
| 樱桃 | 22 | 2.2 |
| 柚子 | 25 | 2 |
| 小米 | 71 | 26 |

# 食物交换份

## 食物交换份是丰富饮食的法宝

设计食物交换份的目的，是为避免让糖尿病患者摄入多余能量，方便患者以及医务人员进行配餐计算和操作，而且也会给糖尿病患者的饮食提供更多选择，不至于每天吃得太单调。

## 食物可分成四大类

在计算能量之前，首先要了解食材的分类，为方便计算，可把食物分成谷薯类（块茎类蔬菜如土豆、山药含糖量很高，也属于这类）、蔬果类、肉蛋和豆奶类、油脂类（还包括坚果类）四大类。

交换份是以 21.5 千焦为一个交换单位计算，为求方便，尽可能把这四大类食品各自分别凑一整数，如 50 克白米、100 克卷心菜、1 个鸡蛋、1 汤匙豆油等，作为"1 交换份"，这样，同类食品间相互"交换"时，在能量相同情况下，食物可日日翻新，随时调整，而且相对简单，容易掌握。

## 教你如何应用食物交换份

| 同类食物可互换 | 25 克玉米面可与 25 克大米互换，25 克绿豆可与 25 克小米互换，25 克苏打饼干可和 35 克馒头互换，35 克咸面包可和 35 克烙饼互换。 |

| 营养素含量相似的食物可互换 | 25 克主食可与 200 克梨互换，25 克燕麦片可与 150 克荔枝互换，50 克瘦肉可与 1 个 60 克带壳鸡蛋互换，500 克蔬菜可和 200 克苹果互换。 |

| 生熟可互换 | 50 克面粉（生重）可与 75 克馒头（熟重）互换，50 克大米（生重）可与 130 克米饭（熟重）互换，50 克生肉可与 35 克熟肉互换。 |

## 1 交换份食物（21.5 千焦）包含的种类及食物营养素

| 食物<br>种类 | 组别 | 每份质量<br>（克） | 蛋白质<br>（克） | 脂肪<br>（克） | 糖类<br>（克） | 主要<br>营养素 |
|---|---|---|---|---|---|---|
| 谷薯类 | 谷薯类 | 25 | 2.0 | – | 20 | 糖类、膳食纤维 |
| 蔬果类 | 蔬菜类 | 500 | 5.0 | – | 17 | 矿物质 |
|  | 水果类 | 200 | 1.0 | – | 21 | 维生素 |
| 肉蛋和<br>豆奶类 | 肉蛋类 | 25 | 9.0 | 4.0 | 4.0 | 脂肪 |
|  | 豆及豆制品 | 160 | 5.0 | 6.0 | – | 膳食纤维 |
|  | 奶及奶制品 | 50 | 9.0 | 6.0 | – | 蛋白质 |
| 其他类 | 坚果类 | 15 | 4.0 | 7.0 | 2.0 | 脂肪 |
|  | 油类 | 10 | – | 10.0 | – | 脂肪 |

## 食物交换份的优点

1.操作方便。

2.饮食多样化，补充充足的营养。

3.便于控制总能量摄入。

4.以手测量食物交换份。

如果称量的方式给你带来不便，可选择手测量计算食物交换份。手测量法是用手的不同形状和部位与各种食物交换份以及不同容量的餐具进行比对。

| | | |
|---|---|---|
| 主食量 =2 拳头 | 固体油脂 = 1 拇指尖 | 蔬菜量 = 两手捧 |
| 水果 =1 拳头量 | 瘦肉量 = 两指并拢量 | |

# 食物选择不能过"细"

粮食有粗粮与细粮之分。粗粮有小米、大麦、黄米、荞麦、玉米、红薯、青稞、毛豆等。细粮有稻米、小麦。粗粮加工简单，口感有些粗糙，同时也含有大量对人体有益的膳食纤维。

## 粗粮能预防多种疾病

补充一定量的粗粮对糖尿病患者、心血管病患者有利。粗粮还可预防一些疾病，如肠癌、阑尾炎、便秘等。粗粮可让人产生更多的咀嚼动作，从而保护牙齿、增长智力。

## 烹饪方法

蔬菜能不切就不切，豆类最好整粒吃

薯类、蔬菜等不要切得太小或制作成泥状，尽量切成中等大小，这样在吃的时候就要多嚼几下，能促进肠道蠕动，对控制血糖有好处。

煮大米粥时加些粗粮

大米粥的升糖作用是所有粥中最强的。研究发现，在熬制大米粥时如果能加一些粗粮，可明显降低大米粥的升糖作用。一般来说，糖尿病患者食用的大米粥大米与粗粮的比例最好是2：1。适合加在大米中的粗粮主要有糙米、玉米、小米、黑米、大麦、燕麦、荞麦等。

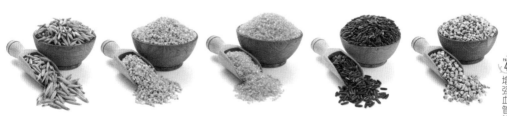

假粗粮养眼，真粗粮养生

PART 4
增强血管韧性和弹性

## 降糖方

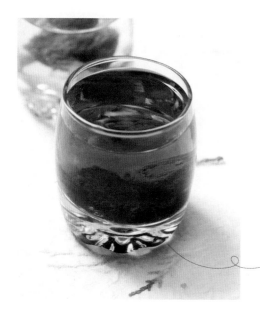

# 生地乌梅茶

**材料** 生地黄 10 克，乌梅 3 枚。

**做法** 生地黄、乌梅一起放入杯中，倒入沸水，盖盖子闷泡约 10 分钟后饮用。

**功效** 生地黄清热凉血、降血糖；乌梅含苹果酸，可把适量水分导引到大肠，排出体内多余的胆固醇，降脂减肥。

降脂降糖

# 玉米须香蕉皮饮

**材料** 玉米须、香蕉皮各 50 克。

**做法**

1 玉米须、香蕉皮洗净，切碎，放入砂锅。

2 加水 600 克，用小火煎煮成 300 克，取汁，代茶饮，能改善糖尿病肾病症状。

**功效** 玉米须有降血糖、降压的功效。香蕉皮是一款很好的中药，对口腔溃疡和高血压有一定治疗作用。

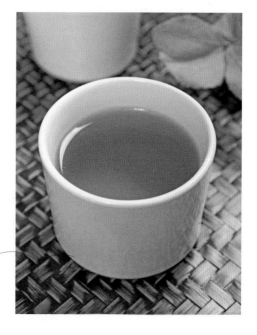

改善糖尿病、高血压症状

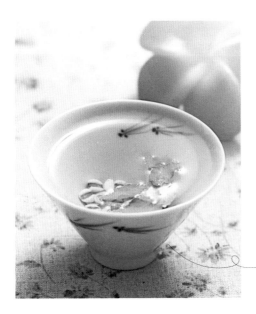

# 茯苓薏米茶

**材料**　茯苓10克，薏米10克，白术6克，荷叶6克，陈皮5克。

**做法**　所有材料一起放入锅中，倒入适量清水，大火烧沸后，小火煎煮约20分钟后即可饮用。

**功效**　茯苓健脾、渗湿利水，薏米除湿利水、瘦身，荷叶清暑利湿、减脂轻身，陈皮理气健脾、去湿化痰。这款饮品降糖、利湿、降脂减肥。

降脂降糖

# 黄芪红枣茶

**材料**　黄芪3～5片，红枣3枚。

**做法**

1 红枣用温水泡发洗净后，去核，取枣肉。

2 黄芪和枣肉一起放入杯中，倒入沸水，浸泡约10分钟后饮用。

**功效**　黄芪可增加胰岛素的敏感性，降血糖；红枣滋补作用较强，具有补气养血功效。这款茶补中健脾、降血糖，还能养血安神。

健脾、降血糖

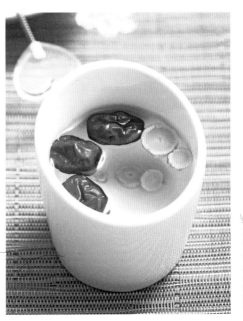

PART
4
增强血管韧性和弹性

# 几个小动作防止走入"糖尿病区"

端坐
抬腿

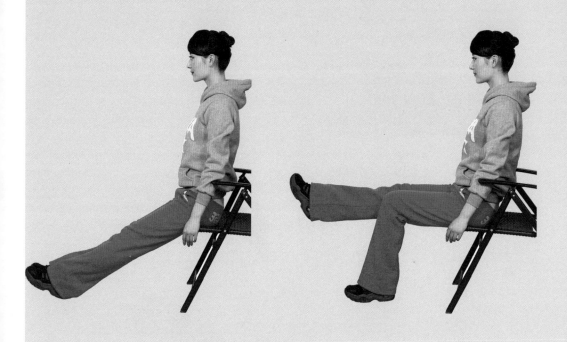

端坐在椅子上，双腿伸直与地面形成一定角度，坚持3~4分钟。

吸气，收回左腿，同时尽量抬起右腿与腰同高，自觉气已吸够时再返回地面，同时呼气。换左腿进行如上操作。左右腿各做3~5次。

站立
抬腿

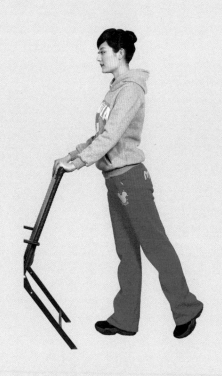

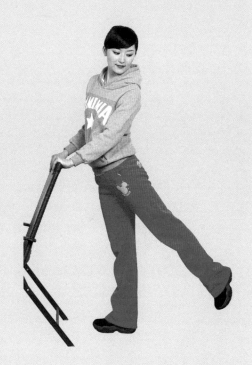

双手扶稳椅背，将左腿向后上抬起，膝关节不能弯曲。

吸气，同时头向后转，双眼注视脚跟方向；感觉气吸够时缓慢放回，同时呼气，头眼转向前方平视。换右腿进行如上操作。左右腿各做3~5次。

# 预防血尿酸升高，
# 避免高尿酸血症、痛风

尿酸是人类嘌呤分解的产物，人体尿酸有两个来源，从食物中的核苷酸分解而来的属外源性，约占体内尿酸的 20%；由体内氨基酸、磷酸核糖等代谢而来的为内源性，约占体内尿酸的 80%。

男性的正常血尿酸值是 237.9 ~ 356.9 微摩尔 / 升，女性的是 178.4 ~ 297.4 微摩尔 / 升。血尿酸过高时，会给关节、肾脏、血管带来一系列危害。如血尿酸超过 390 微摩尔 / 升，可被诊断为高尿酸血症。血尿酸超过 420 微摩尔 / 升时，很容易导致痛风发作。

和血尿酸的升高有直接关系的应该就是痛风了。痛风是由于血尿酸过多，造成高尿酸血症，尿酸以钠盐形式沉积在关节、软骨和肾脏中，引起组织异物炎性反应。它会让你周身局部出现红、肿、热、痛症状，如不及时治疗，还会引起痛风性肾炎、尿酸肾结石，以及性功能减退、高血压等多种并发症。

# 中低嘌呤饮食

按食物嘌呤含量高低，通常把食物分为高嘌呤、中嘌呤、低嘌呤三类，痛风患者的食用原则是低嘌呤食物可放心食用，中嘌呤食物限量食用，高嘌呤食物最好不吃。痛风急性期应严格限制饮食中嘌呤摄入，食物中嘌呤含量应控制在每天 100 ~ 150 毫克。

## 常见低嘌呤食材嘌呤含量表

| 食材 | 嘌呤含量<br>（毫克 /100 克） | 食材 | 嘌呤含量<br>（毫克 /100 克） |
|---|---|---|---|
| 小米 | 6.1 | 大米 | 18.1 |
| 苦瓜 | 11.3 | 黄瓜 | 3.3 |
| 白菜 | 5.0 | 胡萝卜 | 8.0 |
| 菜花 | 20.0 | 梨 | 0.9 |
| 核桃 | 8.4 | 果酱 | 1.9 |
| 栗子 | 16.4 | 洋葱 | 1.4 |
| 番茄 | 4.2 | 菠菜 | 23.0 |
| 芹菜 | 10.3 | 杏 | 0.1 |
| 苹果 | 0.9 | 牛奶 | 1.4 |
| 青葱 | 4.7 | 土豆 | 5.6 |
| 青菜叶 | 14.5 | 葡萄 | 0.5 |
| 橙子 | 1.9 | 鸡蛋 | 0.4 |

## 常见中嘌呤食材嘌呤含量表

| 食材 | 嘌呤含量<br>（毫克/100克） | 食材 | 嘌呤含量<br>（毫克/100克） |
|---|---|---|---|
| 蘑菇 | 28.4 | 大豆 | 27.0 |
| 韭菜 | 25.0 | 花生 | 33.4 |
| 牛肚 | 79 | 鸡心 | 125 |
| 猪皮 | 29.8 | 鸡胸肉 | 137.4 |
| 猪脑 | 66.3 | 鸭心 | 146.9 |
| 牛肉 | 83.7 | 猪肺 | 138.7 |
| 兔肉 | 107.6 | 猪肾 | 132.6 |
| 羊肉 | 111.5 | 猪肚 | 132.4 |
| 鱼丸 | 63.2 | 草鱼 | 140.3 |

## 低嘌呤 ≠ 低脂肪

脂肪会妨碍肾脏排泄尿酸。过多的脂肪在体内堆积会导致肥胖，影响嘌呤的正常代谢，诱发和加重痛风。所以，有些痛风患者将低嘌呤作为饮食的"金标准"，于是少吃荤菜和油，多吃蔬菜和水果。实际上，痛风患者无须过度严格控制饮食，因为长期过度低嘌呤饮食将导致营养缺乏。

虽然各类荤菜中含嘌呤相对较高，但仍有一定的差别。含量中等的包括各类畜禽肉，例如猪肉、牛肉、羊肉、鸡肉、鸭肉、兔肉等。含量极高的有各种动物内脏（如肝、肾、心等）以及肉汤、肉汁等。因此，痛风患者有必要采取荤素搭配的方式，以均衡营养。

同时，制作菜品时用油以植物油为主，烹调肉类前去掉肥肉、肉皮等，烹调后滤净油分。烹调时尽量不要用油炸、油煎、油爆的方法。

# 食用高嘌呤食材要当心

根据不同病情决定膳食中嘌呤含量。急性痛风时，每天嘌呤量应控制在150毫克以下，避免增加外源性嘌呤摄入。间歇期避免进食高嘌呤食物，如动物内脏、沙丁鱼、凤尾鱼、鳃鱼、鲭鱼、肉汁、小虾、肉汤、扁豆、干豆类。

## 缓解期可吃少量高嘌呤食物

过于严格控制嘌呤，造成体内尿酸急剧下降，会使得原来沉积在关节壁上的尿酸盐大量被释放到血液中，随血液涌入其他关节中，引发又一次痛风发作。在痛风缓解期可少量摄入含嘌呤高的食物。

在痛风缓解期可适当摄入肉类和海鲜，但不仅在量上要控制，在种类上更要精挑细选，每日肉类和海鲜要控制在 60 ~ 90 克，并选择嘌呤含量相对较低的食物。

## 降低嘌呤的烹制方式

1. 鱼肉氽水后再烹调。痛风患者在食用鱼肉时可先用沸水氽过后再烹调，这样能减少食物中的嘌呤含量，同时也减少能量摄入。比如，烹煮肉类食物时，可先稍微煮一下除去汤汁，再重新加水煮汤或红烧，可去掉一定量的嘌呤。因为嘌呤为水溶性物质，在高温下更易溶出。

2. 食用高嘌呤食材后要多喝水，最好喝白开水，水可促进肠道蠕动，提高新陈代谢，加快嘌呤的排出。

## 常见高嘌呤食材

动物内脏：猪肝、鸡肝、鸭肝、猪大肠。水产类：鱼子、乌鱼、带鱼、蛤蜊、牡蛎。所有酒类。

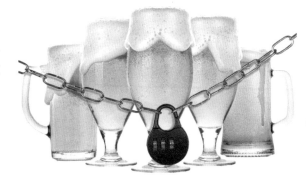

# 用豆制品替代一部分鱼、肉

如果身体正处在特殊时期暂时不能吃肉，可用豆制品来代替，以提供优质蛋白质。

## 植物蛋白质能降尿酸

研究发现，植物蛋白质有降低发生高尿酸血症危险的作用。测定表明，在豆类食物中，嘌呤含量从高到低依次为：黄豆、大豆腐、豆皮、油豆腐、豆腐干、素鸡。

黄豆属于嘌呤含量比较高的食物，但在黄豆制作成豆腐、豆腐干、素鸡的过程中，大量嘌呤会随之而流失，所以，豆制品中的嘌呤含量反而相对较少。

建议痛风患者选择大豆类食物的顺序是：豆浆→豆腐→豆腐干→整粒豆，摄入量也应按顺序逐渐减少。

## 豆制品怎么吃

建议痛风患者吃适量豆制品，是指用其替代鱼、肉、蛋类食品，蛋白质和嘌呤总量不能增加，不能在吃鱼、肉、蛋之外再加豆制品。比如，在痛风缓解期喝一杯豆浆是没有问题的，但是注意在喝豆浆的同时，要相应减少鱼、肉、蛋的摄入量。

注意，如果早上喝豆浆，其他豆制品食用量还要略减。另外，少吃仿肉豆制品，不吃油炸、卤制等豆制品小零食。

## 豆制品应吃多少

《中国居民膳食指南（2016）》建议，每人每日摄入 30 ～ 50 克大豆或相当量的豆制品，而痛风患者食用大豆量要限制在每日 30 克之内。

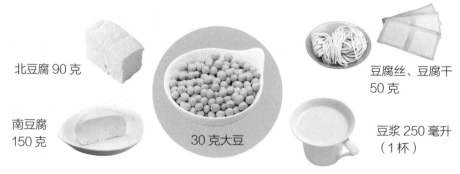

北豆腐 90 克

豆腐丝、豆腐干
50 克

南豆腐
150 克

30 克大豆

豆浆 250 毫升
（1杯）

30 克大豆与豆制品的交换量

# 啤酒加海鲜易致尿酸增高

有一天晚上，王先生又一次被一阵阵的疼痛折腾醒了。王先生发现自己的右脚拇指又红又肿，被病痛折磨几天后，王先生到医院做检查，医生告诉他得了痛风。原来王先生前几天去海边游玩，大吃大喝，天天啤酒加海鲜，医生告诉他说，这是导致痛风的原因。

## 海鲜就啤酒，痛风跟着走

在夏天，冰凉的啤酒加上美味的海鲜，对于很多人而言格外具有吸引力。但是啤酒和大部分海鲜中都富含高嘌呤，痛风患者食用后往往会加重痛风或导致痛风复发。民间有俗语说："海鲜就啤酒，痛风跟着走。"说的就是这种情况。

## 对啤酒加海鲜说"NO"

酒精对痛风患者来说，是一种危险饮品，它易使体内乳酸堆积，抑制尿酸排泄。海鲜是一种美味的食物，但大部分海鲜中的嘌呤含量很高，嘌呤在体内易转化为尿酸。如果再喝啤酒，不利于尿酸排出，会堆积到人体的关节和软组织，更增加患痛风风险。

 你应该记住

一般海鲜含嘌呤较高，但也有嘌呤含量低的，如海蜇和海参，其嘌呤含量分别只有9.3毫克/100克和4.2毫克/100克。这些嘌呤含量低的海产品，痛风患者完全可以吃。

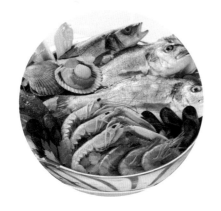
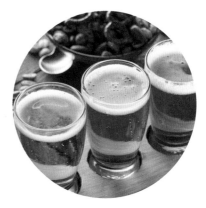

经常海鲜配啤酒食用，很容易引起体内嘌呤水平过高，
增加患痛风的风险

# 洗浴能防止血尿酸升高

洗浴有很多种，其中温泉浴中的矿物质对提高人体免疫力很有帮助，温泉浴还有活血通络的功效。蒸气浴能加快血液循环，都有助于血尿酸的排出。这两种方式对痛风有不错的辅助治疗效果。

## 温泉浴——活血通络

温泉水中一般含有氟、锶、偏硅酸等物质，这些矿物质对人体健康大有益处。温泉浴有四种方式：浸泡、喷淋、畅游和蒸汽。每种方式都有特殊效果，如浸泡让身心舒畅，蒸汽能够消除疲劳等。温泉浴具有活血通络、镇静安眠、发汗解毒的作用。

温泉浴温度一般控制在与身体一样的温度，多在37℃左右，时长以 15 ~ 20 分钟为宜，结束后注意保暖。

### 你应该记住

1. 入浴前最好用棉球堵塞外耳道，以免污水进入耳内，引起中耳炎。
2. 出浴时，先缓慢坐起，再逐渐站起，离开浴池。
3. 浴后宜卧床休息一会儿，适当喝些淡盐开水。

## 蒸汽浴——促进血液循环

蒸汽浴是单纯用水蒸气或含药物的水蒸气蒸熏人体表，来达到治疗效果。蒸汽浴能消除神经紧张和疲劳，带给人以轻松感，促进血液循环，防止动脉粥样硬化，预防心血管疾病，同时，还有减肥效果。

蒸汽浴的温度多控制在32 ~ 40℃，时长以不超过 12 分钟为宜。

### 你应该记住

1. 年老体弱的人和儿童不宜洗蒸汽浴。
2. 蒸汽浴前，应该喝适量淡盐水，以免发生虚脱。
3. 运动后休息 30 分钟后，才适宜蒸汽浴。
4. 刚吃过饭或空腹时不要马上进行蒸汽浴。

# 下肢刮痧防止尿酸沉积

刮痧可调理气血，有效改变经络失调，提高身体自我防御功能。刮痧一些穴位还有助于尿酸排出，降低血液中尿酸浓度，防治痛风。

刮下肢足阳明胃经足三里穴；足太阴脾经从阴陵泉刮至三阴交；足厥阴肝经从曲泉刮至蠡沟穴，再刮太冲穴；刮足少阴肾经阴谷、太溪、照海穴，均以皮肤潮红为度。

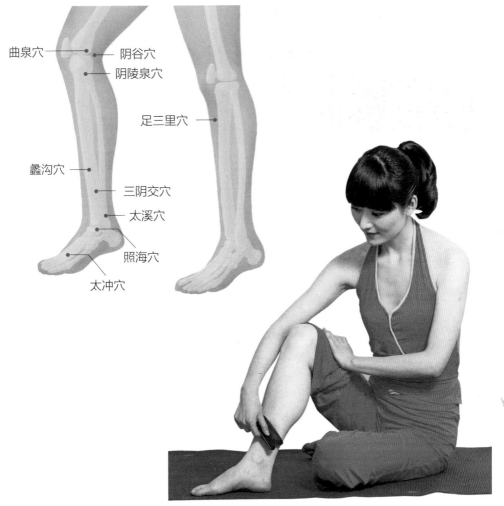

曲泉穴 —— 阴谷穴
—— 阴陵泉穴
足三里穴
蠡沟穴
三阴交穴
太溪穴
照海穴
太冲穴

PART
4
增强血管韧性和弹性

## 防治尿酸升高方

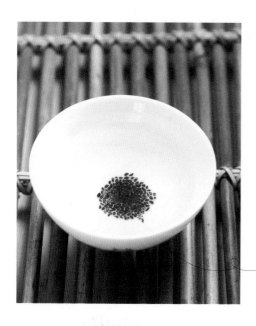

# 车前子汤

**材料**　车前子 30 克。

**做法**　用水煎服即可。

**功效**　车前子有清热利尿、明目祛痰、
促进尿酸排泄的作用，对痛风
以及血尿酸高的患者有较好的
作用。

促进尿酸排出

# 老丝瓜茶

**材料**　当年新收的老丝瓜 3 根。

**做法**　老丝瓜洗净、切碎，用水煮开，
小火熬煮 1 小时，然后放入冰箱
冷藏即可（可存放 3 天）。

**功效**　丝瓜有清热解毒作用，老了以后
药性更好，能疏通机体脉络、祛
风湿，对痛风患者很有帮助。

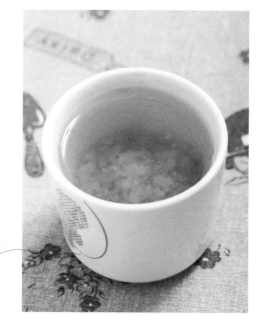

清热祛风湿

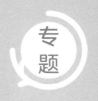

# 其他血管或血液疾病

血管或血液疾病除了最常见的动脉粥样硬化以及相关的疾病，如高血压、糖尿病、血脂异常外，还包括血管本身出现的病理性疾病，如血管炎症、动脉瘤、静脉瘤等，以及雷诺病等特殊疾病。

## 血管炎

血管炎是血管壁及血管周围有炎细胞浸润，并伴有血管损伤，主要分成三类：直接作用于血管壁的原发性血管炎，在血管炎症基础上产生临床症状的血管炎疾病，以及由于邻近的组织炎症病变导致血管壁出现疾病的继发性血管炎。

血管炎的治疗包括药物治疗和一般治疗（充分休息、饮食调节、降血压、抗凝以及防治各种并发症等）。

## 动脉瘤、静脉瘤

### 动脉瘤要尽快治疗

动脉瘤是动脉壁变薄以后，部分或整个血管出现膨胀和扩张，其主要原因之一就是动脉粥样硬化。

血管壁本身有保持自我形状的能力，这其中包括血液的压力、血管壁平滑肌和弹性纤维的收缩，当血压过高或血管壁出现异常，血管壁的弹性会变弱，易导致动脉瘤产生。动脉瘤破裂会危及生命，要尽快治疗。

### 静脉瘤与站立时长有关系

静脉瘤通常多发生在腿部，为形状像瘤状的鼓起，中年女性多见。轻度时，可通过减少站立时间，多抬腿，或通过按摩等加以改善；如症状较严重，甚至皮肤都出现了变化，则有必要手术切除。

 你应该记住

为防止身体内的血液"倒流"，我们的静脉上有朝向心脏方向的瓣膜，使得由毛细血管来的血液能流回心脏。但静脉里面的血流较平缓，很容易出现凝滞，如果得不到缓解，时间一长会导致瓣膜出现功能障碍，形成血栓，这样血液就会发生倒流现象，静脉的一部分会膨胀形成瘤。

## 雷诺病

雷诺病也称肢体动脉痉挛症，其原因是支配周围血管的交感神经功能紊乱，继而引起肢端小动脉痉挛。好发于 20 ～ 40 岁女性。

寒冷刺激或情绪激动常为诱因，患者可表现为肢端皮肤颜色间歇性的苍白、发绀和潮红，上肢较重，下肢较少见。雷诺病可使小血管发生闭塞，导致肢端组织缺血、坏死。

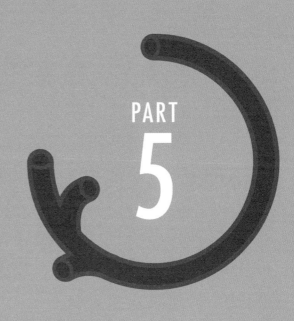

PART

# 5

血管要健康，找营养素取『真经』

营养素除保证人体正常代谢外，还有很多作用，如维持血管和血液的健康，预防血管和血液疾病。合理摄入一些营养素对血管健康有很大帮助。

# 水分能清理附着在
# 血管上的油污

## 人是水做的

血液的绝大部分由水组成，毫不夸张地说，人就是水做的。胎儿在母体内孕育时，水占体重的 90%；婴儿出生后，水占体重的 80%；而成年人的人体中，水分所占的比重也有 60% ~ 70%。水分对人体的重要性不言而喻。

## 充足的水分能防止血管病

充足的水分能够防止血管变厚、变窄，有助于保持血管本身的弹性，防止废物在血管壁的停留以及血液中"污物"的沉淀，对防止血管疾病以及血液污浊起到举足轻重的作用。

## 血管内缺水会导致血液黏稠

人体没有有效感应"脱水"的能力，只是通过口渴发出信号，而一旦感到口渴，说明机体已处于脱水状态。脱水会让体内的水分减少，血液因此变得浓稠，血液循环也随之减慢。这样一来，体内的毒素就不能正常排出，易堆积在血液中，时间一长，大大增加罹患血栓、血脂异常、高血压的风险。

## 科学饮水，塑造清洁的血液

### 最佳时间

饮水最佳时间是两餐之间、夜间（指晚饭后 45 分钟至临睡前一段时间）和清晨（指起床后至早饭前 30 分钟这段时间）。白天其他时间适当增加饮水量，少量多次比较好。

早上6点半：
早起一杯水，
帮助排毒

上午9～10点：
促进血液循环，
提高精神

上午11点：
补充水分，
放松神经

下午1点：
饭后半小时一杯
水，帮助消化

下午3点：
帮助消除疲劳感

下午5～6点：
增加饱腹感，
防止晚饭过量

晚上7点：
帮助消化

晚上9点：
睡前一杯水，
补充夜晚需要

## 饮水量

为促进血管内毒素的排出，人体每天应保证约2.5～3升的饮水量，但通常，人通过摄入蔬菜、主食、水果可得到1升左右水，所以每天要饮水1.5～2升，最低不少于1.5升水。我们平时喝的瓶装矿泉水约3瓶，但不能以果汁、饮料代替。

## 稍加点盐易吸收

喝水前，在水中加少许盐（500毫升水加1克盐），更有利于人体对水分的吸收，补充身体需求，还可防止电解质紊乱。

### 你应该记住

对于肾功能不好的患者，另当别论，大量饮水会增加肾脏负担，容易导致水肿。另外，心力衰竭的患者不可过多饮水，应听从医生的指导。

# 优质蛋白质能改善血管的弹性

蛋白质是构成细胞的重要物质，是生命活动的主要承担者，可以说，没有蛋白质就没有生命，蛋白质对身体的作用不言而喻。蛋白质分为植物性蛋白和动物性蛋白。

## 可增加血管弹性的氨基酸

蛋白质是白细胞的重要组成部分，如果人体缺乏蛋白质，不仅会造成人体免疫力低下，而且会对红细胞产生不好的影响，使红细胞容易粘连在一起，从而对血液的流通不利。硫氨酸、赖氨酸、脯氨酸及牛黄氨酸等优质蛋白质能增强血管的弹性和通透性，预防心脑血管疾病。

## 大豆蛋白可防止脂肪在血管壁沉积

人体的蛋白质大部分来源于动物性蛋白，比如肉、鱼、蛋类等，但是植物性蛋白的作用也不能小觑。植物性蛋白的代表是大豆蛋白。大豆富含保持血液清洁的营养素，比如，大豆皂苷可促进胆固醇排出，预防血小板凝聚；异黄酮可抑制胆固醇上升；卵磷脂可防止低密度脂蛋白胆固醇附着在血管壁。

## 均衡摄取多种蛋白质

补充优质蛋白质时，对肉类、蛋类及坚果、豆类制品要均衡摄入，才能保持营养均衡。可多食用纳豆，纳豆富含纳豆激酶，具有溶解血栓的作用，可帮助血液循环通畅。

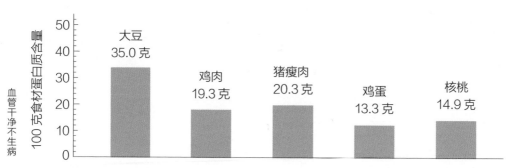

血管干净不生病

# 均衡摄取脂肪，血管不堵有活力

在一些人的印象中，脂肪似乎是一种谈之色变的有害物质，但事实不是这样。脂肪大致分为磷脂、固醇和脂肪三大类，各类脂肪能满足人体的不同需求，脂肪可转化为能量，必需的脂肪酸对人体来说不可或缺，一些有益的脂肪有助于预防心血管疾病。

## 必需脂肪酸可预防心血管疾病

必需脂肪酸的种类有EPA、DHA、亚油酸等，它们不仅可降低胆固醇水平，降低血脂，还可以抗血栓，甚至溶解已形成的血栓，能有效预防心血管疾病。

人体每天需要的脂肪占总能量的20%~25%。由于不同的脂肪功能不同，脂类食品的摄取要注意均衡，这样才是有益于血管的食用方法。

## 适当多吃鱼、选对植物油

鱼肉中的不饱和脂肪酸较高，尤其是鱼油，多吃鱼是补充不饱和脂肪酸的一个聪明选择。深海鱼类富含 ω-3 不饱和脂肪酸，包括 DHA（二十二碳六烯酸）和 EPA（二十碳五烯酸），每周食用两次深海鱼，可有效预防心血管疾病。

要重视烹饪中油的选择，多选富含油酸、亚油酸的植物油，比如大豆油中富含亚油酸，橄榄油中富含油酸，都可帮助净化血管。

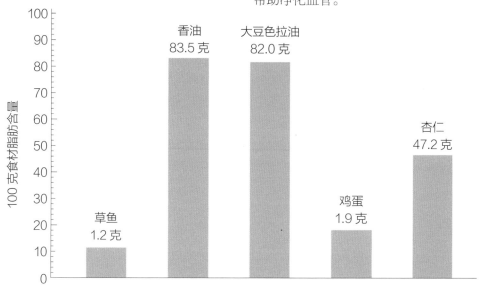

# 清扫血管垃圾，
# 膳食纤维是一把手

膳食纤维是一种不易被人体消化的碳水化合物，可分为溶于水的水溶性膳食纤维和不溶于水的非水溶性膳食纤维。膳食纤维对人体来说不可或缺，它能促进肠道蠕动，减少废弃物在肠道的停留时间，可预防、消除便秘，帮助排毒，提高肠道功能，降低血脂。

## 清除血液脏污的清扫工

水溶性膳食纤维主要存在于海藻等食材中，它可柔软粪便、通便，还可抑制胆固醇吸收，促进胆汁酸的排出，排出人体多余的钠，降低血压。通过排出胆汁酸，更多的胆固醇就会被利用，生成新的胆汁酸，从而降低血液中多余的胆固醇，清除血污。

非水溶性膳食纤维在吸收水分后会膨胀，从而增加排便量、帮助排便，同时它还增加肠道内的有益菌，改善肠道环境，肠道健康了，可间接帮助我们净化血液。

一般来说，成人每天应该摄入 25 ～ 30 克膳食纤维。需要注意的是，补膳食纤维并非多多益善，摄入过量时（超过 75 克 / 天），会引起胃肠胀气，肠易激综合征患者、儿童和老人更为明显。

## 炖汤食用可提高膳食纤维的吸收

蔬菜、水果、豆类、根茎类等食材中富含膳食纤维，并且它们的膳食纤维容易溶解于水，炖汤食用可让其中的膳食纤维较大程度被人体吸收，注意汤中少加盐，这样连汤汁一起食用才最健康。

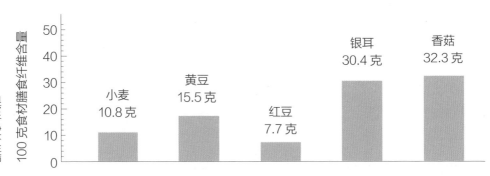

100 克食材膳食纤维含量

小麦 10.8 克　黄豆 15.5 克　红豆 7.7 克　银耳 30.4 克　香菇 32.3 克

血管干净不生病

114

# 维生素 C 能降低血管脆性，预防血栓

维生素 C 又叫抗坏血酸，人的身体内的很多器官的运转都离不开它，如果维生素 C 缺乏，机体就会加速老化。维生素 C 也是水果和蔬菜中的一种常见营养物质，是人们餐桌上经常要摄入的营养素。

## 预防心脏病

维生素 C 参与胆固醇的代谢，可防治胆固醇氧化，和动脉粥样硬化密切相关。维生素 C 的主要功能之一是阻止低密度脂蛋白胆固醇的氧化损害，预防心脏病。同时，它还能减少血管斑块聚集及减缓动脉粥样硬化引起的心脏病。

## 提高铁的吸收率

除自身独特的抗氧化作用，维生素 C 可帮助维持血管弹性，并且稳定血压，同时，它还提高铁的吸收率，预防贫血。

维生素 C 每天摄入 100 ~ 300 毫克为宜，摄入的多余维生素 C 会被人体排泄出去，不被吸收。

## 蔬果最好生吃

水果和蔬菜以生吃是最有效的摄取维生素 C 方法。维生素 C 是一种性质不稳定的维生素，容易被氧化，食材切开或剥开后，最好立即食用；同时，蔬果要避免过度蒸煮、存放时间过长，以及用铜、铁等容器盛放，否则维生素 C 将会受到破坏和损耗。

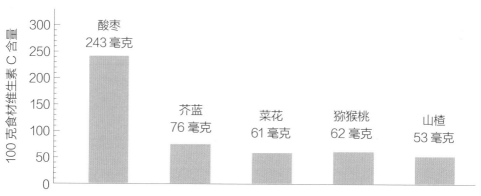

100 克食材维生素 C 含量

- 酸枣 243 毫克
- 芥蓝 76 毫克
- 菜花 61 毫克
- 猕猴桃 62 毫克
- 山楂 53 毫克

# 减少血管危险，
# 不能忘了 B 族维生素

B 族维生素包含多个种类，参与体内糖、蛋白质和脂肪的代谢，是一种水溶性的维生素。B 族维生素和血液关系密切，如维生素 $B_2$、烟酸可以改善脂肪代谢，清除血管中多余的血脂；维生素 $B_6$、维生素 $B_{12}$、叶酸等都是生成红细胞不可缺少的成分。

## 维生素 $B_2$ 预防动脉粥样硬化

维生素 $B_2$ 参与体内三大生热营养素代谢过程，与维生素 $B_1$、维生素 $B_6$ 合作，共同消化、吸收蛋白质、脂肪，降低血胆固醇，防治血管硬化，改善脂肪代谢，保持脂肪酸均衡。

缺乏维生素 $B_2$ 的人可多吃菠菜、小白菜、猪肝、鸡肝、鳗鱼等。

## 烟酸可以帮助清除血管内多余的血脂

烟酸可降低三酰甘油、低密度脂蛋白胆固醇水平，同时能升高高密度脂蛋白胆固醇水平，清除血管内多余的血脂。烟酸还可增强肠胃功能，改善全身代谢循环，促进胆固醇排出。

香菇、炒花生仁、鸡肉、小麦皮中烟酸含量较多。

## 维生素 $B_{12}$ 预防恶性贫血

维生素 $B_{12}$ 也被称为"造血维生素"，细胞再生与造血都少不了它，具有促进肌肤再生的特殊效果，是促进人体新陈代谢的重要成分。

维生素 $B_{12}$ 能够促进人体内红细胞的发育和成熟，使机体造血功能处于正常状态，预防恶性贫血，是重要的"造血原料"之一。人体内充足的维生素 $B_{12}$ 能够维持血液系统正常工作，使得皮肤得到更充分的营养，面色红润有光泽。

富含维生素 $B_{12}$ 的食材有牛肉、猪肉、鲑鱼、鸡蛋等，有恶性贫血症的人可适量多吃。

# 叶酸预防贫血和心脏病

叶酸是一种对人体很重要的维生素，和维生素$B_{12}$一样，可帮助生成血红细胞，预防贫血。同时叶酸还有利于保持血液正常的同型半胱氨酸水平，它是衡量心血管是否患有疾病的重要参考。

草莓、菠菜、莴苣、黄豆、全麦面粉中叶酸含量较多，适合贫血者、孕妇食用。

 你应该记住

> 维生素E、B族维生素作为药品或保健品，在数个大规模临床研究中都未见其能减少心血管病的危险和死亡率。维生素E、B族维生素对心血管健康确实有重要意义，但应食补而非药补，除非身体严重缺乏。

# 其他B族维生素

B族维生素中，除以上几种和血液联系密切外，维生素$B_1$的缺乏可能导致血液中废物增多，烟酸能降低血液中胆固醇和三酰甘油水平，改善血液微循环，有利于降压。

黄豆、花生仁、猪心中维生素$B_1$含量较丰富，白瓜子富含烟酸。

人体对B族维生素的需求量不大，并且B族维生素在自然界中存在广泛，不容易缺乏。但B族维生素一般较不稳定，遇光、遇热以及和金属接触时容易氧化，并且在人体内存留时间短，要持续补充。

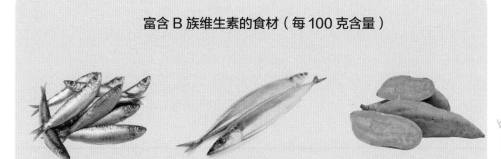

## 富含B族维生素的食材（每100克含量）

| 沙丁鱼 | 秋刀鱼 | 红薯 |
|---|---|---|
| 维生素$B_2$：0.4毫克 | 维生素$B_2$：0.3毫克 | 维生素$B_6$：0.3毫克 |
| 维生素$B_6$：0.4毫克 | 维生素$B_6$：0.5毫克 | 叶酸：49微克 |
| 烟酸：1.2毫克 | 烟酸：7.0毫克 | 烟酸：1.0毫克 |

# 维生素 E，防止血管老化

维生素 E 是一种脂溶性维生素，具有超强的抗氧化能力，可降低分解代谢酶，清除自由基，促进人体正常代谢，增强机体耐力。维生素 E 又称生育酚，可见它与生育息息相关，可促使女子雌性激素浓度增高，提高生育能力，缓解女性更年期症状。

## 保护心脑血管组织

维生素 E 是人体的主要抗氧化营养素之一，可消除活性氧，或分解人体内的过氧化脂肪，阻止因为氧化压力而引起的细胞衰老，同时能够做到防止血液中脂肪氧化及沉淀，有利于血管通畅，从而保护心脑血管健康。

## 维生素 E 和维生素 C 是黄金搭档

如果只摄取维生素 E，那么也得不到很好的抗氧化环境。维生素 C 就具有恢复维生素 E 活性的能力，能够帮助维生素 E 持续发挥清除自由基的作用，维生素 E 最好和维生素 C 搭配食用。

## 正常膳食即可满足人体需求

维生素 E 在自然界中分布广泛，人体每天从植物油、绿叶蔬菜、坚果中摄取已基本够人体所需，正常膳食的人一般不会缺乏。每天吃早餐的时候，不妨来杯豆浆加一碟菜花或一个猕猴桃，一天摄入量就足够了。

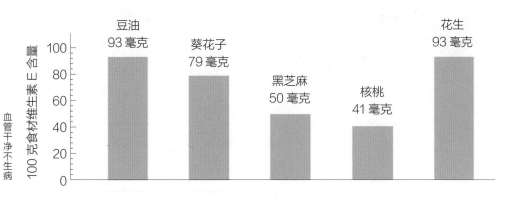

# 钙可维持正常血压和血管通透性

钙是人体最重要的矿物质，除骨骼外，钙对神经传导、细胞分裂、肌肉收缩同样有重要作用，同时，钙也是一种对血液和血管的影响力都很大的营养素。血液中的钙需维持在一定水平，如血液中钙含量不足，会向骨骼和牙齿中"借"钙，以此维持血液中钙的正常浓度。

## 调节血压，改善血管弹性

血液中的钙具有调节血压的作用，它会通过血管壁收缩来提升血压。钙能活化人体内的脂肪消化酶，有助于提高人体消化脂肪和糖类的能力，避免能量囤积形成肥胖，改善血管弹性，保护心脑血管健康。

## 搭配维生素 D，吸收率高

钙在肠道吸收时离不开维生素 D。如果人体缺少维生素 D，摄入的钙将不能被充分吸收、利用。维生素 D 对调节钙代谢至关重要。

成人每天的钙摄入量以 800 毫克为宜。钙的补充形式多样，除食材外，还有多种补充剂，如片剂、胶囊、粉状、液体等。当然，人体最重要的补钙方式还是食补。

## 适当晒太阳可以补钙

紫外线照射可使皮肤内的胆固醇会合成一种叫做维生素 D 的特殊物质促进钙吸收，适当晒太阳对补钙有帮助。下午 4 点至 5 点是晒太阳补钙的最好时间，可以促进肠道对钙、磷的吸收，增强体质，促进骨骼钙化。

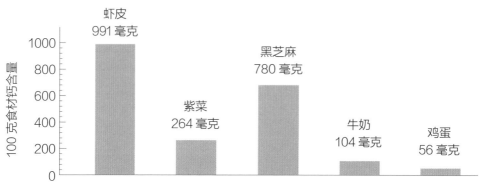

# 镁有助于远离血管"抽筋"

镁是参与人体必需的代谢过程的常见元素，当镁不足时，可导致人体代谢改变，可引起不适，如焦躁不安、精神紧张、心律不齐，甚至引起疾病，如心血管系统功能失常。

## 镁是疏通血管的"好帮手"

镁对血管的好处主要有以下方面：首先，镁可提升被称为"好胆固醇"的高密度脂蛋白水平，降低"坏胆固醇"低密度脂蛋白水平，有效降血脂；其次，减轻药物以及其他有害物质对血管的伤害，维护血管健康；最后，降低代谢不良引起的脂肪囤积，从而疏通血管，提高心血管免疫力，防止动脉粥样硬化，保护心脑。

## 镁钙搭配，优势互补

摄入镁的同时，搭配食用一些富含钙的食物，两者能相互促进吸收，也能增加补钙的效果，防止缺钙。一般建议成人每天摄取 330 毫克镁。

## 摄入禁忌

吃富含镁的食物时，要避免同时吃富含脂肪的食物，否则会干扰人体对镁的吸收。饮酒、咖啡和浓茶也会阻止镁的吸收。

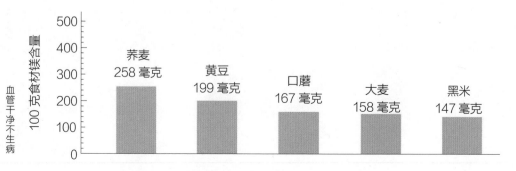

血管干净不生病

# 钠与钾是维持正常血压的一对"冤家"

对于人体来说，钾与细胞外液中的钠合作，可维持神经肌肉的应激性和正常功能；可帮助输送氧气到脑部，保持清晰的思路；协同钙和镁维持心脏正常功能。人体如缺乏钾，不仅精力和体力降低，而且耐热程度也下降。

## 钾可以防止血管硬化

钾在自然界没有单质形态存在，钾元素以盐的形式广泛的分布于陆地和海洋中，也是人体肌肉组织和神经组织中的重要成分之一。钾是钠的"克星"，能促进钠的排出，同时扩张血管、减少外周血管阻力，预防高血压。多食用含钾丰富的食物能缓解食盐对人体的损害，还能减少脂肪附着，维持良好的血管环境，预防血管硬化。

一般认为，成人每天应摄入 2000 毫克的钾。多摄入的钾会自动排出，所以不用担心钾摄入量过多。

## 钾和钠的摄入要均衡

1. 在人的日常饮食中，钾和钠的摄入量以 2：1 为宜。

2. 夏天天气炎热，出汗多，钾会随汗水排出，体内易缺钾，应适量多吃些富含钾的食物，如土豆、香蕉等。同时汗液虽然可以带走一部分的钠离子，但我们平时摄取的盐分一般已经超标，因此不需额外补充。如果汗液量特别大，可适当补充一些淡盐水。

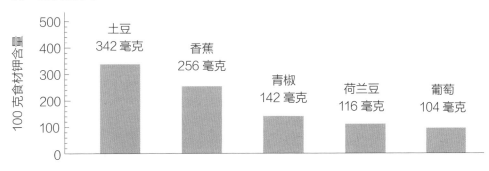

# 铁是预防缺铁性贫血的大功臣

铁是人体必需的营养素之一，铁可帮助调节人体呼吸，预防疲劳，同时提高免疫力。女性在怀孕期间，也要补充足够的铁。

## 预防缺铁性贫血

铁是红细胞的血红蛋白的主要成分，而血红蛋白的功能是向细胞输送氧气，对人体至关重要，如果铁摄取量过少，容易贫血，使人体易疲劳。只有血液中血红蛋白正常时，血液流向全身，提供脏器、组织所需的营养成分，机体才会呈现充沛的活力。

## 铁和维生素 C 是好兄弟

人体对植物性铁的吸收率很低，仅为 5% 左右。如和维生素 C 搭配摄取，吸收率能提高到 30%。

人体每天需摄取 15 ～ 20 毫克铁才能满足日常营养需要，哺乳期女性大概需 25 毫克。需注意，摄入过多铁对人体也有害。铁和大多数维生素一样，不可在人体内产生，需从外部补充。为预防贫血，可多食用富含铁的食材。

## 怎样摄取最好

应多摄入含铁量高的食物。值得注意的是，经常喝咖啡、碳酸饮料的人应注意适量增加铁的摄入量，因为它们会阻止铁的吸收。

干木耳
97 毫克

猪肝
23 毫克

牡蛎
7 毫克

黄豆
8 毫克

菠菜
3 毫克

100 克食材铁含量

100
90
80
70
60
50
40
30
20
10
0

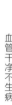

血管干净不生病

# 硒防止有害物质在血液中沉积

硒具有抗氧化和抗癌的功效，它在人体内遍布于各组织器官和体液，对提高免疫力非常重要。健康人体的肝脏中含硒量很高，肝脏的病变与缺硒有很大关系，肝病患者补硒有很好的治疗效果，当硒缺乏时，易导致人体免疫力下降。

## 预防保护心脑血管健康

硒能在细胞质中破坏过氧化物，其强大的抗氧化功能，可调节体内胆固醇及三酰甘油代谢，对血管壁上已沉积的胆固醇，硒能起到清除、破坏的作用，从而降低血液黏稠度。同时，硒对抗脂肪氧化能力比维生素E强50～100倍，能够抑制血液中脂肪氧化、形成沉积，保持血脂代谢通畅，从而保护心血管健康。

## 搭配维生素E，促进血液循环

硒和维生素E一起搭配摄取，可产生抗体，改善人体免疫功能，预防血液凝块，促进血液循环，预防心脑血管疾病。

## 哪些人群需多摄入硒

硒能将损坏人肾脏、生殖腺和中枢神经活动的有害金属离子排出体外，大幅度降低癌症发病率，从事有毒有害工作或经常接触电视、电脑、手机等辐射干扰的人需注意补充。吸烟和有心脏病家族史者，高血压、糖尿病、高脂血症、冠心病及肝病、胃肠疾病患者同样需多摄取硒。

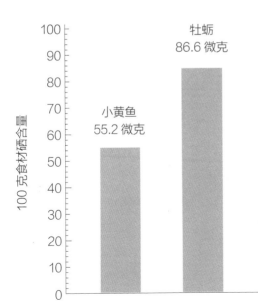

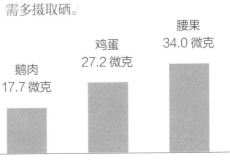

牡蛎 86.6 微克

小黄鱼 55.2 微克

鹅肉 17.7 微克

鸡蛋 27.2 微克

腰果 34.0 微克

100 克食材硒含量

# 植物营养素——天然的血管清洁剂

## 番茄红素

番茄红素是类胡萝卜素的一种，具有超强的抗氧化能力，它可消灭多种有害的自由基。番茄红素可预防胃肠道癌症，抗衰老，保护心脑血管，改善肺部功能，增强免疫力。番茄红素经烹调后也不易流失。

### 保护心血管健康

番茄红素可防止血中低密度脂蛋白氧化，抑制动脉粥样硬化，防治高血压、血脂异常和冠心病。研究发现，每天摄入 40 毫克番茄红素的人，患冠心病的风险降低。

### 有效摄入秘诀

如果你打算从番茄中摄入番茄红素，那么最好把番茄和油脂一起烹调熟后再吃。番茄红素是脂溶性物质，和油脂一起食用更有利于身体吸收。

### 主要食物来源

胡萝卜、南瓜、番石榴、番茄。

## β-胡萝卜素

β-胡萝卜素在体内可转换成维生素 A，是维生素 A 的重要来源。β-胡萝卜素可预防夜盲症及干眼症，保护视力。β-胡萝卜素是一种抗氧化营养素，修复受损的 DNA，提高人体免疫能力，预防癌症，保护皮肤。

### 预防心血管疾病

由于具有很强的抗氧化能力，β-胡萝卜素可有效阻止低密度脂蛋白的生成，控制胆固醇水平，从而保护血管远离疾病。

### 有效摄入秘诀

β-胡萝卜素在肠道内很难被吸收，但由于它也是脂溶性的维生素，可同油脂一起烹调摄取，可大大提高吸收率。

### 主要食物来源

胡萝卜、南瓜、菠菜、茼蒿。

## 大蒜素

大蒜素被有些人称为"天然抗生素"，它有强大的抗菌、杀菌作用。和维生素$B_1$搭配，可增强吸收、代谢糖分的能力，消除疲劳感。

### 保护血管

大蒜素对血管的好处是多方面的：它可阻止血小板凝集，预防血栓；它能增加高密度脂蛋白胆固醇，减少低密度脂蛋白胆固醇，以此防止动脉粥样硬化；它还能修复受伤的血管壁，扩张末梢血管，对促进血液循环、预防寒证有一定效果。

### 有效摄入秘诀

洋葱、大蒜等辛辣食物，含较丰富的大蒜素，每天可适当食用，但要注意用量，如大蒜每天 1～2 瓣即可，洋葱每天半个就够。

### 主要食物来源

葱、洋葱、大蒜、韭菜。

## β－葡聚糖

β－葡聚糖是菌类食材中含量较多的一种多糖，它可提高人体免疫功能，除对血管有一定保护作用，还可降低血糖值，维持正常血压水平。

### 预防动脉粥样硬化

活性氧是动脉粥样硬化的主要帮凶之一，它夹杂在血液和细胞间质中，沉积在毛细血管中，导致血液循环受阻。另外，活性氧自由基还会攻击生命大分子物质及细胞膜，损伤机体，引起病变并加速机体衰老。

### 有效摄入秘诀

蘑菇食物中含有丰富的 β－葡聚糖，每天最好有一道蘑菇制作的菜肴。而且不同类型的蘑菇还有不同的作用，如香菇中含有香菇素，能促进胆固醇排出。

### 主要食物来源

大麦、燕麦、蘑菇。

## 柠檬酸

柠檬酸是使食物有酸味的成分之一。柠檬酸除可净化血管，还有活跃肠道、促进矿物质吸收的功效。

### 缓解疲劳，净化血液

人体内葡萄糖经"柠檬酸循环"燃烧后，会产生很多残渣，这些残渣会变成乳酸等物质存在于血液中，人就容易疲劳、肩膀酸痛。柠檬酸是葡萄糖燃烧过程中的第一种酸，柠檬酸摄入充分，会使得"柠檬酸循环"更加顺畅和活跃，从而防止血液中的残渣形成，起到净化血液的作用。

### 有效摄入秘诀

醋中含有较丰富的柠檬酸，可在烹饪时适当加些醋，不但能调味，还有助于柠檬酸的吸收。可以用醋凉拌菜、醋泡蒜，或用醋将酱油勾兑一下。

### 主要食物来源

橙子、食醋、梅子、柠檬。

## 乳酸菌

健康的肠道内各类菌群维持着一定比例的动态平衡，如果菌群的比例失调，就会导致便秘、肠道毒素堆积。乳酸菌可维持肠道内菌群平衡。

### 降低胆固醇，净化血液

乳酸菌菌体的表面能够黏附胆固醇，从而降低血液中的胆固醇水平。另外，乳酸菌能增加肠道内益生菌数量，提高肠道功能，改善便秘，而肠道功能也能影响血液健康。乳酸菌能间接对血液起到净化作用。

### 有效摄入秘诀

低聚糖能增强肠道有益菌的功能，搭配乳酸菌食用，效果更佳。可将大豆面或蜂蜜一起加入酸乳酪。

每天一杯酸奶（130克左右），就能达到人体所需乳酸菌的量。

### 主要食物来源

黑麦面包、酸奶、葡萄酒、樱桃。

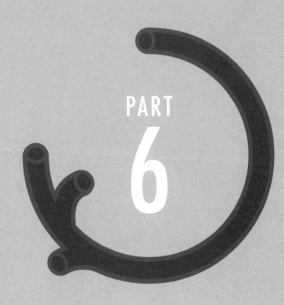

PART

# 6

# 吃对食物，还你干净健康血管

如果饮食偏重肉类，血液就会『油腻』；如果只吃单一的蔬菜，虽然血管可以保持清洁，但是容易造成身体营养不良，因此需要选择利于血管的食材，均衡搭配一日三餐。

# 五谷类

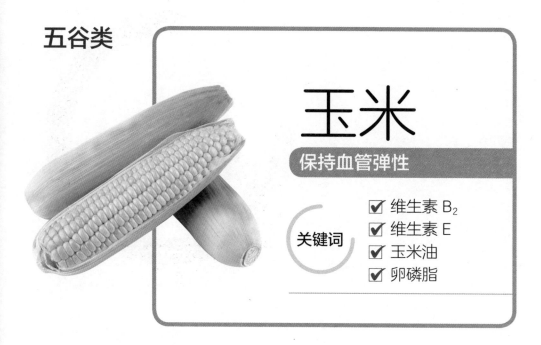

# 玉米

## 保持血管弹性

关键词

- ☑ 维生素 B₂
- ☑ 维生素 E
- ☑ 玉米油
- ☑ 卵磷脂

### 养护血管益处

玉米中的维生素 B₂ 能减少冠心病和心肌梗死的发病率，并能抑制动脉粥样硬化，保护心血管；维生素 E 有缓解动脉粥样硬化、防治高血压、降低血清胆固醇等功效。此外，玉米油中含有一种辅酶，和玉米油中的其他成分共同作用，可以阻止胆固醇在血管内形成血栓，从而防止心肌梗死的发生。

### 保健功效

**益智、抗衰老：**玉米中含丰富的维生素 E、卵磷脂和谷氨酸，能健脑、抗衰老。

**平稳血糖：**玉米须含大量硝酸钾、维生素 K、谷固醇、豆固醇和一种挥发性生物碱，有利尿、降压、平稳血糖等作用。

### 搭配指导

| | |
|---|---|
| 青红椒 + 玉米 | 促进维生素的吸收 |
| 豆类 + 玉米 | 色氨酸互补 |

### 健康叮咛

- ↻ 吃玉米时要把玉米粒里的胚尖（胚尖即玉米粒长在玉米棒那端、两侧透过玉米粒皮能看到的芽状物）也吃掉，因为玉米中的很多营养都集中在这里。

# 嫩玉米炒青红椒

**材料** 鲜玉米粒200克，青椒、红椒各25克。

**调料** 葱花5克，盐3克。

**做法**

1 玉米粒洗净；青椒、红椒洗净，去蒂除子，切丁。

2 锅置火上，倒入植物油烧至七成热，放葱花炒香，倒入嫩玉米粒翻炒均匀，淋入少许清水，烧至玉米粒熟透，放入青椒丁、红椒丁翻炒均匀，用盐调味即可。

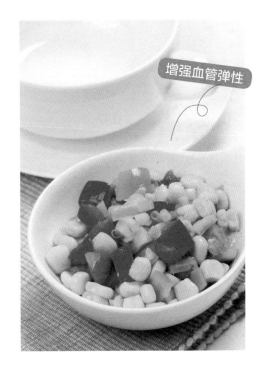

增强血管弹性

# 红薯玉米粥

**材料** 玉米面150克，红薯200克。

**做法**

1 红薯洗净，去皮，再次洗净后切大块。

2 锅置火上，放入适量清水，煮沸后加入玉米面，大火再次煮沸后放入红薯块，转小火熬煮至粥成即可。

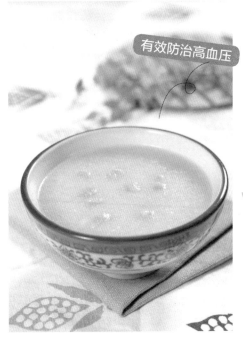

有效防治高血压

PART 6 吃对食物，还你干净健康血管

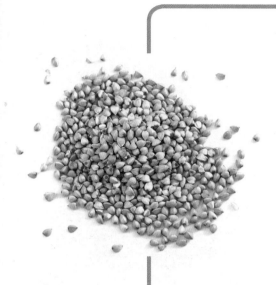

# 荞麦

## 加强和调节心肌功能

关键词
- ☑ 亚麻酸
- ☑ 类胡萝卜素
- ☑ 槲皮素

## 养护血管益处

荞麦中的亚麻酸可以加强和调节心肌功能，增加冠状动脉的血流量，缓解心律失常；类胡萝卜素可有效降低血脂，改善毛细血管通透性，增强血管壁弹性；槲皮素可以增强血管壁的弹性、韧度和致密性，有保护血管的作用。

## 保健功效

**降低血清胆固醇：** 荞麦中含有的镁元素，参与人体细胞能量转换，可调节心肌活动，抑制凝血酶生成，降低血清胆固醇。

**平稳血糖：** 荞麦富含膳食纤维，可改善糖耐量，抑制餐后血糖上升的幅度，对糖尿病患者十分有利。

## 搭配指导

荞麦 + 燕麦　　　　降低胆固醇

## 健康叮咛

- 荞麦米口感较粗糙，烹调时宜加些大米，让其口感变得滑软一些。
- 荞麦应选大小均匀、饱满、有光泽的。
- 荞麦米应在常温、干燥、通风的环境中储存，荞麦面应放在密闭容器内低温保存。

# 鲜果凉面

**材料** 荞麦面条 200 克，猕猴桃 2 个，
火龙果 1 个，芒果半个，白煮蛋
1 个，海苔片适量。

**调料** 柠檬汁、盐、黑胡椒各适量。

**做法**

1 猕猴桃、火龙果、芒果去皮、切块；
海苔片剪成细丝状。

2 荞麦面条煮熟，入冰水过凉沥干，装
盘备用；白煮蛋捏碎。

3 上述调料放入碗中，拌匀；将水果、
白煮蛋与拌好的调料拌匀，淋在面
上，再撒上海苔丝即可。

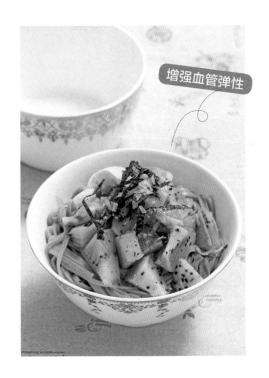

增强血管弹性

# 素馅荞麦蒸饺

**材料** 荞麦粉 200 克，韭菜 100 克，鸡
蛋 1 个（约 60 克），虾仁 10 克。

**调料** 姜末、盐、香油各适量。

**做法**

1 鸡蛋打入碗内，打散，用植物油煎成
蛋饼，铲碎；韭菜择洗干净，切末；
虾仁洗净，切碎。

2 鸡蛋碎、虾仁碎、韭菜末、姜末放入
盆中，加盐、香油拌匀，调成馅儿。

3 荞麦粉放入盆内，用温水和成软硬适
中的面团，擀成饺子皮，包入馅，收
边捏紧，做成饺子生坯，送入烧沸的
蒸锅中中火蒸 20 分钟即可。

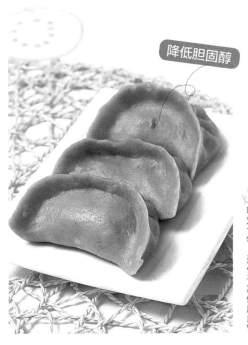

降低胆固醇

PART
6
吃对食物，还你干净健康血管

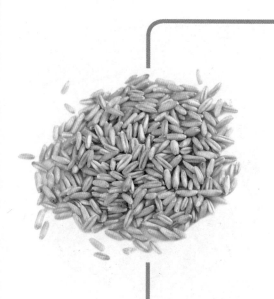

# 燕麦

## 改善血液循环，补充矿物质

关键词　☑ β-葡聚糖　☑ 膳食纤维

## 养护血管益处

燕麦中特有的 β-葡聚糖，能阻碍胆固醇的制造和吸收，使血液中胆固醇浓度下降，从而减少动脉粥样硬化的危机。膳食纤维能够促进胃肠蠕动，防止便秘，从而起到预防高血压、动脉粥样硬化及冠心病的作用。

## 保健功效

**减肥降脂：** 燕麦富含可溶性膳食纤维，能结合体内胆固醇，并使其排出体外。膳食纤维易引起饱腹感，血脂异常合并肥胖的人可长期食用。

**抗衰老：** 燕麦中的维生素 E、亚麻酸、铜、锌、硒、镁能清除体内的自由基，延缓衰老。

## 搭配指导

| 燕麦 + 豆类 | 降脂，有助于防治糖尿病 |
| --- | --- |
| 燕麦 + 红枣 | 有助于补血 |

## 健康叮咛

- ◌ 买燕麦片，建议认真查看配料表，选择"纯燕麦片"，配料表一定是以燕麦为主，否则营养价值将会大打折扣。
- ◌ 食用燕麦片的一个关键就是要避免长时间高温煮，否则会造成维生素被破坏。

# 豆浆麦片粥

**材料** 黄豆 60 克，即食燕麦片 100 克。
**调料** 白糖适量。
**做法**
1 黄豆洗净，用清水浸泡 10 ~ 12 小时；
  燕麦片倒入大碗中。
2 浸泡好的黄豆倒入全自动豆浆机中，
  加水至上、下水位线之间，煮至豆浆
  机提示豆浆做好，取适量冲入装有燕
  麦片的大碗中，加入白糖，盖上碗盖
  闷 10 分钟，搅拌均匀即可。

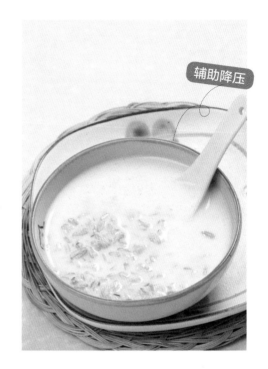

辅助降压

# 燕麦黑豆豆浆

**材料** 燕麦片 40 克，黑豆 30 克。
**做法**
1 黑豆用清水浸泡 8 ~ 12 小时，洗净；
  燕麦片淘洗干净。
2 上述材料倒入全自动豆浆机中，加
  水至上、下水位线之间，按"豆浆"
  键，煮至豆浆机提示豆浆做好，过
  滤即可。

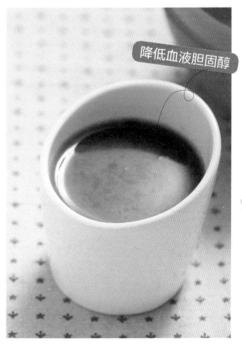

降低血液胆固醇

PART 6 吃对食物，还你干净健康血管

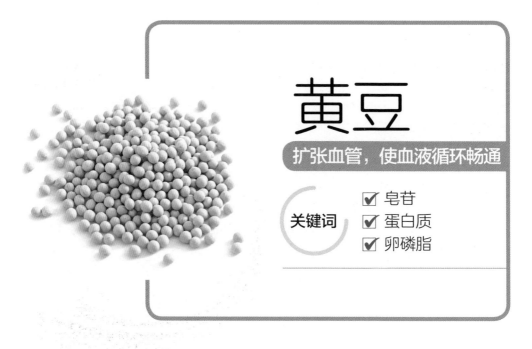

# 黄豆

## 扩张血管，使血液循环畅通

关键词
- ☑ 皂苷
- ☑ 蛋白质
- ☑ 卵磷脂

### 养护血管益处

黄豆及豆制品中的皂苷能分解胆固醇，从而使血液循环顺畅。黄豆的蛋白质含量高达 35%，且属于完全蛋白；所含卵磷脂是大脑细胞组成的重要部分，常吃黄豆对增加和改善大脑功能有很好的作用。

### 保健功效

**防癌、补钙：** 黄豆中富含皂苷、蛋白酶抑制剂、异黄酮、钼、硒等抗癌成分，对癌细胞有抑制作用。

**补血养颜：** 黄豆富含铁，可预防贫血，常吃对皮肤干燥粗糙、头发干枯也大有改善。

### 搭配指导

| 黄豆 + 茄子 | 顺畅通气 |
|---|---|
| 黄豆 + 丝瓜 | 清热祛痰 |

### 健康叮咛

- 黄豆整粒吃降压效果比较好，平时可以用沸水煮熟做凉拌菜。
- 高血压、肾病患者应慎食黄豆，否则容易导致高钾血症，出现胸闷、心慌、心律失常等情况。

# 卤黄豆

**材料** 黄豆100克。

**调料** 葱花10克，大料1个，花椒粒、干辣椒段、盐、白糖各3克。

**做法**

1 黄豆洗净，用清水浸泡10~12小时。

2 锅置火上，放入黄豆、大料、盐、白糖和清水，大火烧开后转小火煮30分钟，熄火，焖2小时，捞出。

3 锅置火上，倒油烧至七成热，炒香花椒粒和干辣椒段，放入煮好的黄豆翻炒均匀，撒上葱花即可。

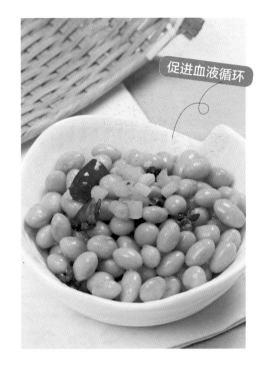

促进血液循环

# 小米黄豆粥

**材料** 小米100克，黄豆50克。

**做法**

1 小米淘洗干净；黄豆淘洗干净，用水浸泡4小时。

2 锅置火上，倒入适量清水烧沸，放入黄豆用大火煮沸后，改用小火煮至黄豆将要酥烂，再下入小米，用小火慢慢熬煮，至粥稠即可。

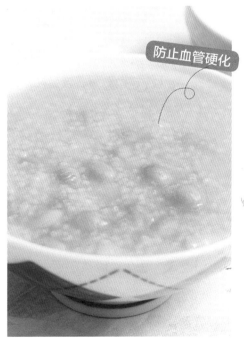

防止血管硬化

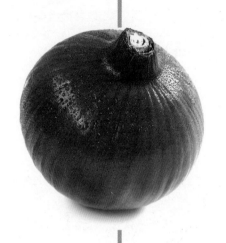

# 蔬菜类

# 洋葱

## 保持血管弹性

关键词
- ☑ 硫化合物
- ☑ 前列腺素
- ☑ 槲皮素

### 养护血管益处

洋葱是目前所知的唯一含有前列腺素的植物，这种物质能降低血液黏稠度，增加冠状动脉血流量，降低血脂和预防血栓形成；含有的硫化合物能刺激血溶纤维蛋白活性，能够扩张血管，降低外周血管和心脏冠状动脉的阻力；槲皮素有益于降低血脂、软化血管，从而防止动脉粥样硬化和冠心病。

### 保健功效

**提振食欲：**洋葱气味辛辣，能刺激胃、肠及消化腺分泌，增进食欲。

**防感冒：**嚼食生洋葱还可杀菌消炎，预防感冒。

### 搭配指导

| | |
|---|---|
| 洋葱 + 肉类 | 提高人体对肉类中维生素 $B_1$ 的吸收利用 |
| 洋葱 + 鸡蛋 | 提高人体对维生素 C 和维生素 E 的吸收 |

### 健康叮咛

- ☕ 洋葱含有大量的挥发油物质，食用后易使人胀气，摄入要适量，腹胃胀气患者忌吃洋葱。

- ☕ 白皮洋葱肉质柔嫩，水分和甜度皆高，比较适合鲜食、烘烤或炖煮；紫皮洋葱肉质微红，辛辣味强，适合炒。

# 凉拌洋葱丝

**材料** 洋葱 200 克。

**调料** 柠檬汁 10 克，盐 3 克，白糖少许。

**做法**

1 洋葱剥皮洗净，洋葱要顺纹路切成细丝。

2 洋葱丝加盐拌匀腌渍 5 分钟，沥干渗出的汁液，用清水冲洗一遍，再放冰水中浸泡 2 分钟。

3 沥干冰水，加入白糖、柠檬汁，再加少许盐，拌匀即可。

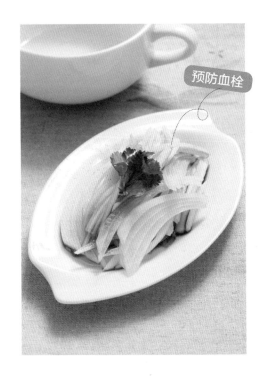

预防血栓

# 洋葱炒鸡蛋

**材料** 洋葱 1 个，鸡蛋 2 个。

**调料** 盐 3 克，五香粉少许。

**做法**

1 洋葱去老皮和蒂，洗净，切丝；鸡蛋磕开，打散，搅匀。

2 炒锅置火上，倒油烧热，倒入鸡蛋液炒成块，盛出。

3 锅底留油，烧热，放入洋葱丝炒熟，倒入鸡蛋块翻匀，调入盐、五香粉即可。

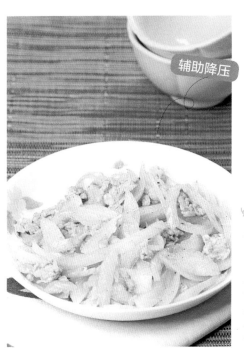

辅助降压

PART 6 吃对食物，还你干净健康血管

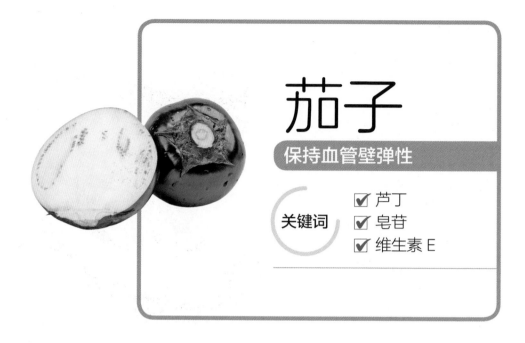

# 茄子

## 保持血管壁弹性

关键词
- ☑ 芦丁
- ☑ 皂苷
- ☑ 维生素 E

### 养护血管益处

茄子中含有的芦丁，可增强血管弹性，降低毛细血管通透性，防止毛细血管破裂，增强细胞间的黏着力及防止出血，有利于心血管病的防治；皂苷具有降低胆固醇的功效，可防治高血压、动脉粥样硬化、冠心病、脑卒中；维生素 E 具有增强毛细血管弹性、防止出血和抗衰老的作用。

### 保健功效

**清热消肿：**茄子性凉，味甘，有清热止血、消肿止痛、祛风通络、宽肠理气等功效。

### 搭配指导

| 茄子 + 猪肉 | 增强血管抵抗力 |
| 茄子 + 苦瓜 | 解除疲劳、清心明目 |

### 健康叮咛

- 食用茄子，最好不要用油炸的方式烹调，以免造成芦丁的大量流失。
- 芦丁最密集的地方是茄子的紫色表皮与茄肉相接之处，事实上，茄皮除了芦丁，还含有很多其他的营养素，所以食用茄子不宜去皮。

# 蒜蓉烤茄子

**材料** 茄子 300 克，肉末 100 克。

**调料** 蒜蓉 15 克，姜蓉、盐、白糖各
5 克，生抽 10 克，葱花、香油、
香菜各少许。

**做法**

1 肉末、蒜蓉、姜蓉、盐、白糖、生
抽、香油、水拌匀成馅料。

2 茄子洗净，在中间划一刀，放进微
波炉里用中高火转 2 分钟；取出，
将茄子扒开，将馅料抹进茄子，放
入微波炉用中火烤 10 分钟，至茄肉
软烂时取出，撒葱花、香菜，滴香
油即可。

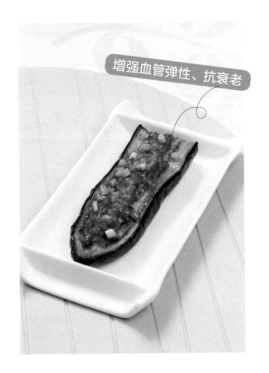

增强血管弹性、抗衰老

# 肉末蒸茄子

**材料** 长茄子 250 克，猪肉 80 克，洋
葱 20 克。

**调料** 料酒 10 克，盐 2 克，植物油 6 克。

**做法**

1 猪肉剁成肉末，加入切细的洋葱碎、
料酒、盐拌匀，再加入油拌匀，腌制
10 ~ 20 分钟。

2 长茄子洗净，放入蒸锅蒸软，撕成细
条状，铺在蒸碗里，铺满一层后，铺
一层肉馅，再铺一层茄子，重复做
完，最上面一层铺上肉馅。

3 蒸锅大火烧开，放入蒸碗，蒸 15 分
钟即可。

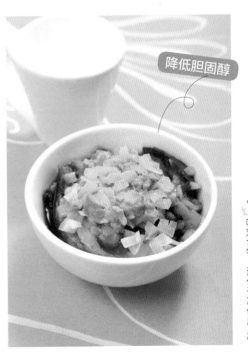

降低胆固醇

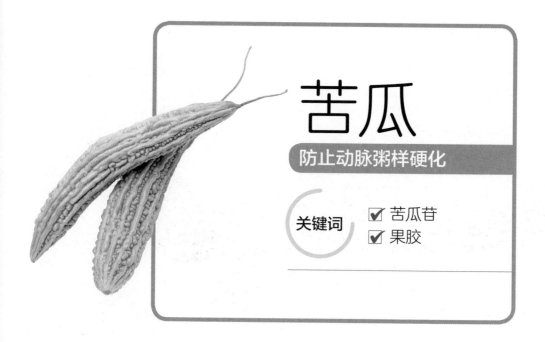

# 苦瓜

## 防止动脉粥样硬化

关键词
- ☑ 苦瓜苷
- ☑ 果胶

### 养护血管益处

科学研究发现，苦瓜的新鲜汁液含有苦瓜苷，具有良好的平稳血糖作用，还可防止血液黏稠。

### 保健功效

**增进食欲：** 苦瓜中的苦瓜苷和苦味素能增进食欲，健脾开胃。

**防癌抗癌：** 增强免疫细胞功能，起到防癌抗癌的作用。

### 搭配指导

| | |
|---|---|
| 苦瓜 + 鸡蛋 | 保护骨骼、血管 |
| 苦瓜 + 豆腐 | 增加食欲，活跃造血功能 |

### 健康叮咛

- 烹调苦瓜以大火快炒或凉拌的方式为宜，因为烹调的时间长，水溶性维生素会释出而流入菜汁中，或者随着加热的蒸汽挥发，不但影响口感，还造成营养成分流失，而降低营养价值。

# 清炒苦瓜

**材料** 苦瓜 300 克。

**调料** 盐、鸡精、白糖、香油、葱花、植物油各适量。

**做法**

1 苦瓜洗净，剖开，去瓤，斜切成片。

2 炒锅置火上，倒油烧热，煸香葱花，放入苦瓜片快炒，然后调入盐、白糖，继续翻炒。

3 炒至苦瓜熟时，加入鸡精，淋香油即可。

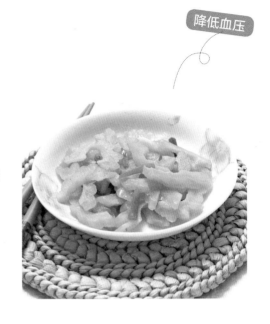

降低血压

# 凉拌苦瓜

**材料** 苦瓜 300 克。

**调料** 盐、蒜末、醋各 5 克，植物油、花椒少许，干辣椒段适量。

**做法**

1 苦瓜洗净，切开，去瓤，切成片，焯熟后捞出过凉，控净水。

2 苦瓜片和蒜末、盐、醋、干辣椒段拌匀；锅烧热后放入植物油和花椒，炒出香味后淋在拌好的苦瓜上面即可。

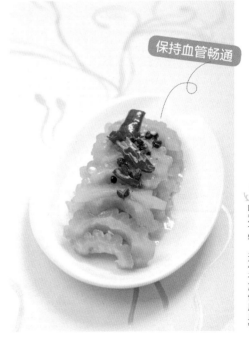

保持血管畅通

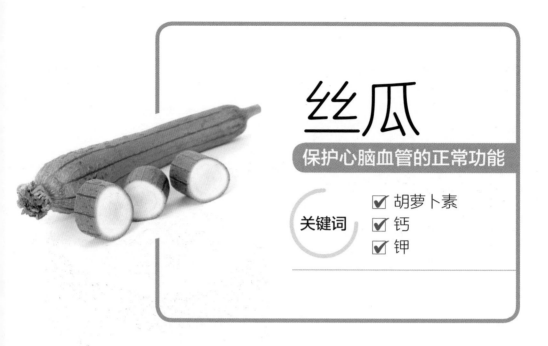

# 丝瓜

## 保护心脑血管的正常功能

关键词
- ☑ 胡萝卜素
- ☑ 钙
- ☑ 钾

## 养护血管益处

丝瓜中含有的胡萝卜素能够在体内转化成维生素A，有助于降低血清胆固醇，防止动脉粥样硬化。钾可以在血液中与脂肪结合乳化，有助于清除血管壁上的斑块，保持血管畅通。钙可以改善血管弹性，保护心血管健康。

## 保健功效

**润肤、去皱、美白：** 丝瓜含有能防止皮肤老化的B族维生素和能增白皮肤的维生素C等成分，有利于保护皮肤，消除斑块，使皮肤洁白、细嫩，是不可多得的美容佳品。

**调经活血：** 丝瓜有通经络、行血脉、凉血解毒的功效，能帮助调理月经。

## 搭配指导

| 丝瓜 + 鸡蛋 | 利尿解毒、活血化瘀 |
| 丝瓜 + 番茄 | 补益气血、通经络 |

## 健康叮咛

● 丝瓜要熟透再吃。因为丝瓜中含有很多植物黏液与木胶质，这些物质如果没有彻底煮熟，食用后容易刺激肠胃，出现食欲缺乏、反胃、胸闷或腹痛等不适症状。

# 毛豆烧丝瓜

**材料** 丝瓜 250 克，毛豆粒 100 克。

**调料** 葱丝、姜末、盐各 5 克，水淀粉、植物油各适量。

**做法**

1 毛豆粒洗净，焯水后捞出沥干；丝瓜洗净，去皮，切块。

2 油锅烧热，煸香葱丝、姜末，放毛豆粒、丝瓜块炒软，加盐，用水淀粉勾芡即可。

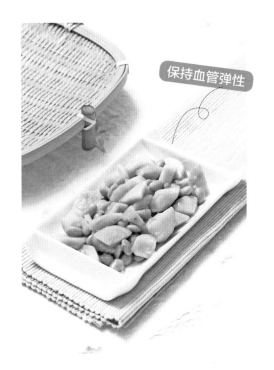

保持血管弹性

# 番茄丝瓜

**材料** 丝瓜 250 克，番茄 100 克。

**调料** 葱花、盐、植物油各适量。

**做法**

1 丝瓜洗净，去皮和蒂，切成滚刀块；番茄洗净，去蒂，切块。

2 炒锅置火上，倒入适量植物油，待油温烧至七成热，加葱花炒出香味，放入丝瓜块和番茄块炒熟，用盐调味即可。

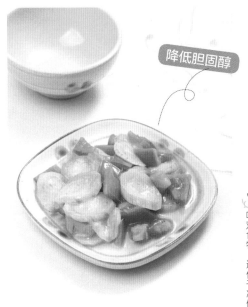

降低胆固醇

PART **6** 吃对食物，还你干净健康血管

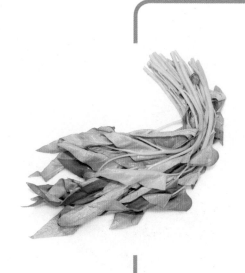

# 空心菜

## 减少冠状动脉粥样硬化概率

关键词　☑ 膳食纤维

## 养护血管益处

空心菜中含有丰富的膳食纤维，能够促进肠胃蠕动，促进排出体内多余的脂肪和胆固醇，因此可以降低血液中胆固醇和三酰甘油的含量，减少发生冠状动脉粥样硬化的概率，保护心血管。

## 保健功效

**防癌：** 空心菜含有钾、氯等调节水电解质平衡的元素，可预防肠道内的菌群失调，对防癌有益。

**通便：** 空心菜中的膳食纤维有很好的通便作用。

## 搭配指导

| | |
|---|---|
| 空心菜 + 蒜 | 利尿、清热解毒 |
| 空心菜 + 辣椒 | 增强体质、降低血糖 |

## 健康叮咛

● 空心菜宜大火快炒，以免营养流失。炒菜前将其浸泡在清水中半小时，可使其鲜绿、脆嫩。

# 蒜蓉空心菜

**材料** 空心菜 500 克，蒜蓉 40 克。

**调料** 盐 4 克。

**做法**

1 空心菜洗净，切段。

2 炒锅置火上，倒油烧至七成热，加蒜蓉炒出香味，放入空心菜茎段略炒，调入盐炒匀，装盘即可。

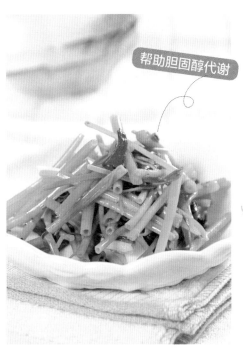

降低血液中胆固醇含量

# 辣炒空心菜

**材料** 空心菜 350 克。

**调料** 葱末、姜末、蒜末少许，白糖、水淀粉各 10 克，盐 4 克，干红辣椒 1 个，花椒油、植物油各适量。

**做法**

1 空心菜洗净，切段，在沸水中焯一下，捞出待用。

2 锅内放油烧热，下葱末、姜末、蒜末、干红辣椒爆香，下空心菜，加盐、白糖，用水淀粉勾芡，淋花椒油即可。

帮助胆固醇代谢

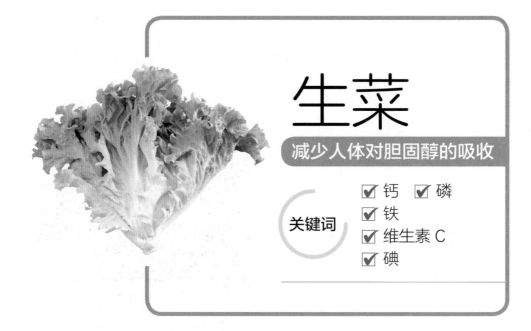

# 生菜

## 减少人体对胆固醇的吸收

关键词

☑ 钙　☑ 磷
☑ 铁
☑ 维生素 C
☑ 碘

## 养护血管益处

生菜可以提高血管张力,改善心肌收缩功能,加强利尿作用,对高血压、冠心病、心律失常等心血管疾病有较好的食疗作用。另外,生菜含有少量的碘元素,它对人的基础代谢、情绪调节都有重大影响。

## 保健功效

利尿:生菜的钾含量大大高于钠含量,有利于体内的水电解质平衡,促进排尿,对高血压、心脏病患者有一定的益处。

宽肠通便:生菜含有大量膳食纤维,能促进肠壁蠕动,通利消化道,帮助大便排泄,可用于辅助治疗各种便秘。

## 搭配指导

生菜 + 蒜　防治高血压、血脂异常

## 健康叮咛

● 生菜肉质细嫩,生吃热炒均相宜。常吃生菜可促进胃液和消化液的分泌。

血管干净不生病

# 蚝油生菜

**材料** 生菜 250 克。

**调料** 蚝油、盐、蒜末、植物油各适量。

**做法**

1 生菜洗净，撕成大片，沥干水分。

2 油烧热，然后放入蒜末，煸出香味后，放入生菜翻炒片刻，调入盐、蚝油炒匀即可。

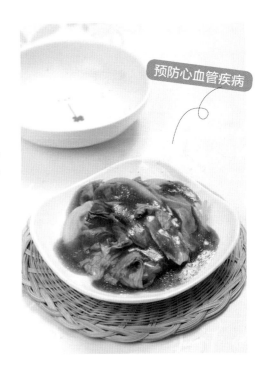

预防心血管疾病

# 生菜沙拉

**材料** 生菜 100 克，黄瓜片 50 克，青椒丝、红椒丝各 30 克。

**调料** 盐 4 克，沙拉酱 15 克，醋 3 克。

**做法**

1 生菜洗净，撕成片。

2 生菜片、黄瓜片、青椒丝、红椒丝与盐、沙拉酱和醋拌匀即可。

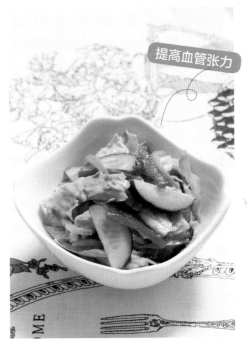

提高血管张力

PART 6 吃对食物，还你干净健康血管

# 菠菜

## 改善微循环

关键词

☑ 维生素 E
☑ 维生素 C
☑ 胡萝卜素

## 养护血管益处

菠菜中的维生素 E，可增强机体对缺氧的承受力，并能抗凝血，改善微循环，防止动脉粥样硬化。

## 保健功效

**预防口角炎：**菠菜中富含的维生素 $B_1$、$B_2$，对预防口角炎有很好的效果。

**促进人体新陈代谢：**菠菜中所含微量元素物质，能促进人体新陈代谢，增进身体健康，可降低脑卒中的危险。

## 搭配指导

| 菠菜 + 海米 | 补肾壮阳、养血润燥 |
| --- | --- |
| 菠菜 + 猪肝 | 补血 |

## 健康叮咛

- 烹调菠菜前宜用沸水将其焯透，因为菠菜富含草酸，草酸会影响人体对钙的吸收，焯水可以减少菠菜中草酸的含量。

# 三彩菠菜

**材料** 菠菜 200 克，粉丝 50 克，海米 30 克，鸡蛋 2 个。

**调料** 蒜末 5 克，盐 2 克，醋 10 克，香油 5 克，植物油适量。

**做法**

1 菠菜择洗干净，放沸水中略烫，捞出切长段；粉丝泡发后剪成长段；海米泡发；鸡蛋加盐打散。

2 煎锅倒油烧至五成热，倒入蛋液，将其在锅内摊开，待摊成蛋皮后，取出，切丝。

3 炒锅倒油烧热，炒香蒜末、海米，加入菠菜段、粉丝段、鸡蛋丝、醋，翻炒至熟，加盐、香油即可。

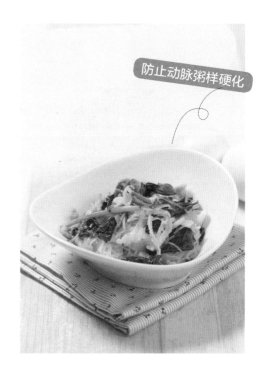

防止动脉粥样硬化

# 鸡蛋炒菠菜

**材料** 菠菜 350 克，鸡蛋 2 个。

**调料** 葱末、姜末、盐各 3 克，植物油适量。

**做法**

1 菠菜洗净，焯水，盛出切段；鸡蛋打成蛋液，炒成块盛出。

2 油锅烧热，爆香葱末、姜末，放菠菜翻炒，加盐，倒入鸡蛋翻匀即可。

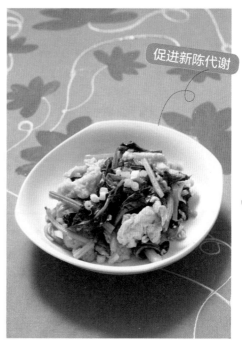

促进新陈代谢

PART 6 吃对食物，还你干净健康血管

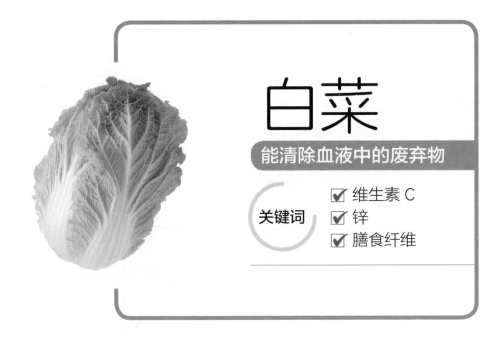

# 白菜

## 能清除血液中的废弃物

关键词
- ☑ 维生素 C
- ☑ 锌
- ☑ 膳食纤维

## 养护血管益处

白菜富含维生素 C，可清热泻火、养胃生津，降低体内胆固醇，增加血管弹性，有益于预防心血管疾病；膳食纤维能润肠排毒，促进人体对动物蛋白的吸收，而粗纤维能促进胃肠蠕动，将肠内的脂肪与有害物质迅速排出体外，从而降低血脂、稳定血压；所含的锌具有预防动脉粥样硬化等心脑血管疾病的功效。

## 保健功效

**预防肠癌：** 白菜含有丰富的膳食纤维，能刺激肠胃蠕动，帮助消化，对预防肠癌有良好作用。

**护肤养颜：** 白菜所含的维生素 C 具有很好的护肤养颜功效。

## 搭配指导

| 白菜 + 豆腐 | 益气、清热、利尿 |
|---|---|
| 白菜 + 虾仁 | 预防牙龈出血 |

## 健康叮咛

- 大白菜应避免长时间浸泡，以免水溶性维生素过多溶于水中，而失去原有的营养价值。
- 切白菜时，最好顺着纹理切，这样易熟且能减少其中维生素 C 的流失。

# 醋熘白菜

**材料** 白菜帮 400 克。

**调料** 葱丝、姜丝、蒜末、干辣椒各 5
克，醋 15 克，盐 3 克，植物油
适量。

**做法**

1 白菜帮洗净切成菱形片，干辣椒切段。

2 锅内倒油烧热，放入干辣椒段，爆香
葱丝、姜丝、蒜末，倒入白菜片翻炒
至变软。

3 放盐和醋翻炒均匀即可。

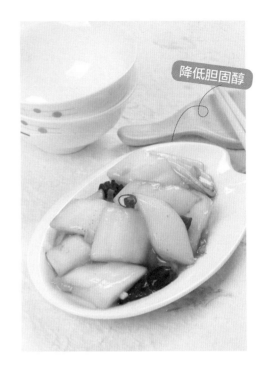

降低胆固醇

# 凉拌白菜帮

**材料** 白菜帮 250 克。

**调料** 醋 5 克，盐 3 克，花椒、干红辣
椒各少许，植物油适量。

**做法**

1 白菜帮洗净切丝，焯烫，过凉，控
干，放入盐和醋。

2 油锅烧热，炸香花椒，关火，放入
干红辣椒，将热油浇在白菜丝上拌
匀即可。

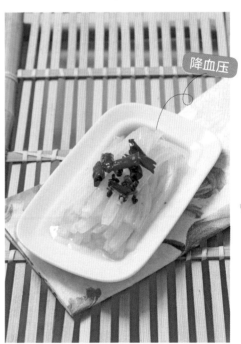

降血压

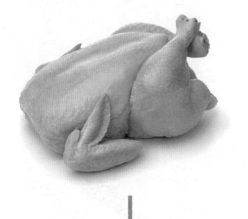

**肉蛋
水产类**

# 鸡肉

## 改善血管问题

**关键词**

- ☑ 维生素 $B_1$
- ☑ 维生素 $B_2$
- ☑ 维生素 A
- ☑ 钙  ☑ 磷
- ☑ 铁

### 养护血管益处

　　鸡肉中含有丰富的 B 族维生素，有助于修补破损的血管，还可使肝脏中的脂肪加速排出，避免形成肥胖及脂肪肝。

### 保健功效

**强身健体：**鸡肉的蛋白质含量高，氨基酸种类多，且易于被人体吸收，更是脂肪和磷脂的重要来源，可增强体力、强壮身体。

**温中补虚：**鸡肉性温，味甘，有温中益气、补虚填精、健脾胃、强筋骨等功效，对营养不良、畏寒怕冷、乏力疲劳、月经不调等症有很好的食疗作用。

### 搭配指导

鸡肉 + 葱　　　　　　**提神醒脑**

### 健康叮咛

- 鸡臀尖也就是鸡屁股，是淋巴最为集中的地方，也是储存病菌、致癌物的"仓库"，千万不可食用。
- 为了避免摄入过多脂肪，建议煲汤前先去鸡皮，喝汤前先将汤面上的油撇去。因鸡汤中含较多嘌呤，痛风患者不建议喝鸡汤。

# 鸡丝豌豆汤

**材料** 鸡胸肉 200 克，豌豆粒 50 克。

**调料** 盐 2 克，香油少许。

**做法**

1 鸡胸肉洗净，入蒸锅蒸熟，取出来撕成丝备用。

2 豌豆粒洗净，入沸水锅中焯熟，捞出，沥干水分。

3 锅置火上，倒入适量清水煮开，放入鸡丝和豌豆，再次煮沸后加盐调味，盛入汤碗中，淋上香油即可。

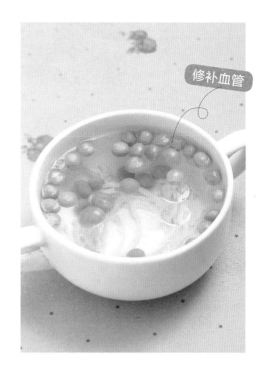

修补血管

# 香菇蒸鸡

**材料** 净鸡肉 250 克，水发香菇 100 克，红枣 2 枚。

**调料** 盐、料酒、香油、鸡精、老抽、葱丝、姜末、蒜末、水淀粉、清汤各适量。

**做法**

1 鸡肉洗净，切成块；水发香菇洗净，切成片；红枣洗净，去核。

2 鸡肉、香菇、红枣放入碗内，加入老抽、盐、鸡精、葱丝、姜末、蒜末、料酒、清汤、水淀粉抓匀，上笼蒸至熟后取出，用筷子拨开推入平盘，淋上香油即可。

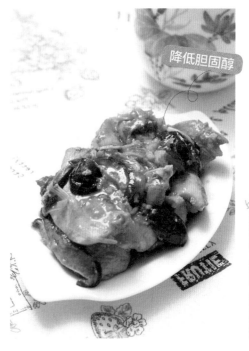

降低胆固醇

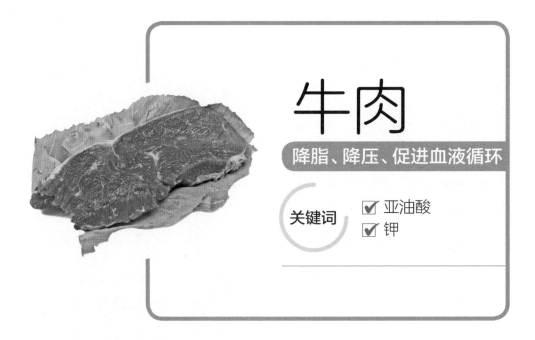

# 牛肉

## 降脂、降压、促进血液循环

关键词
- ☑ 亚油酸
- ☑ 钾

### 养护血管益处

牛肉中含有的亚油酸，能降低血液胆固醇，预防动脉粥样硬化，具有软化心脑血管、促进血液循环、降脂降压、促进新陈代谢、调节内分泌和减缓衰老等作用。牛瘦肉中含有的钾有助于预防心脑血管系统、泌尿系统疾病。

### 保健功效

**强壮肌肉：**牛肉富含的肌氨酸被称作"肌肉燃料之源"，吸收后能在人体内迅速转化为能量，增强气力，并能增长肌肉。

**补虚暖胃：**牛肉富含蛋白质，能提高机体抗病能力，更适合患者补血养血、修复组织。寒冬食用牛肉可暖胃，是冬季的补益佳品。

### 搭配指导

牛肉 + 黄豆　　补血益气、强健血管

### 健康叮咛

- ᴗ 牛肉应挑选色泽鲜红、湿润有弹性、脂肪为白色或奶油色的，闻起来要有鲜肉味儿。
- ᴗ 牛肉经烹煮后会收缩，切大块以免烹煮后体积太小。牛肉肌纤维较粗，不易炖烂，烹调前可加些嫩肉粉，让口感变得更柔嫩。

# 黑椒牛柳

**材料** 牛里脊肉 200 克，洋葱、青椒、红椒各 1 个。

**调料** 黑胡椒粉 6 克，盐 2 克，蚝油、料酒各 5 克，淀粉 15 克，植物油适量。

**做法**

1 牛肉洗净，用刀背拍松，切成小厚片，加料酒、植物油和淀粉拌匀腌 30 分钟；洋葱去老皮，洗净后切片；青椒、红椒去蒂、子，洗净切片。

2 锅烧热后倒入植物油，放入牛肉片翻炒到变色，放黑胡椒粉、蚝油继续翻炒均匀，再放入洋葱片、青椒片和红椒片，翻炒至牛肉熟透加盐调味即可。

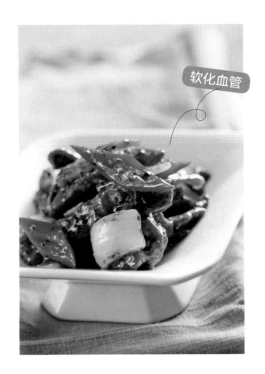

软化血管

# 土豆牛肉汤

**材料** 土豆 150 克，牛腿肉 100 克。

**调料** 葱花、姜末、盐、植物油各适量。

**做法**

1 土豆洗净，去皮，切块；牛腿肉去净筋膜，洗净，切块，放入沸水中焯去血水。

2 锅置火上，倒入适量植物油，待油温烧至七成热，下葱花和姜末炒香，放入牛肉块煸熟。

3 倒入土豆块翻炒均匀，淋入适量开水煮至土豆块熟透，用盐调味即可。

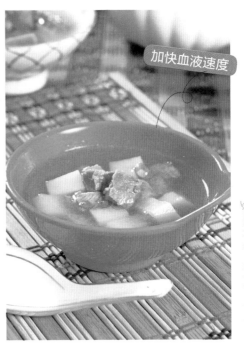

加快血液速度

# 鸡蛋

## 有效改善血液循环

关键词
- ☑ 亚油酸
- ☑ 卵磷脂
- ☑ 蛋白质

## 养护血管益处

鸡蛋中含有的亚油酸具有软化血管、防止动脉粥样硬化的功效；卵磷脂可以抑制血小板聚焦，防止形成血栓，保护心血管；丰富的蛋白质能够增强身体免疫力。

## 保健功效

**健脑益智：** 鸡蛋中富含DHA和卵磷脂，对神经系统和身体发育有很好作用，能健脑益智，改善记忆力。

**延年益寿：** 鸡蛋几乎含有人体所需的全部营养物质。不少长寿老人的延年益寿经验之一就是每天必食1个鸡蛋。

## 搭配指导

鸡蛋 + 番茄 —— 软化血管、保护心脏健康

## 健康叮咛

- 鲜蛋的蛋壳上附着一层霜状粉末，蛋壳颜色鲜明，气孔明显，用手轻轻摇动没有水声，放入冷水中会下沉；反之，则为陈蛋。
- 鸡蛋不宜生吃，因为生鸡蛋中的抗生物素蛋白和抗胰蛋白酶会阻碍人体对营养素的分解和吸收。

# 蛤蜊蒸蛋

**材料** 蛤蜊 12 只，鸡蛋 2 个。

**调料** 姜片、盐、香葱末各 5 克，料酒 10 克。

**做法**

1 蛤蜊用盐水浸泡，使其吐净泥沙，放入加姜片和料酒的沸水中烫至壳开，捞出。

2 鸡蛋磕开，打散，鸡蛋液加水搅匀，加蛤蜊蒸 10 分钟，撒上香葱末即可。

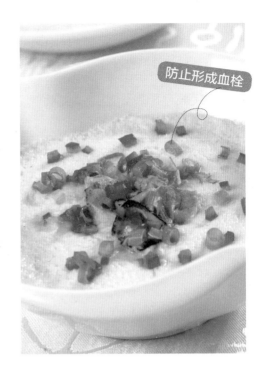

防止形成血栓

# 青椒豆豉炒蛋

**材料** 青椒 200 克，鸡蛋 3 个，豆豉 10 克。

**调料** 盐 2 克，植物油适量。

**做法**

1 鸡蛋打散，加盐搅匀；青椒洗净，去蒂及子，切菱形片；豆豉剁碎，待用。

2 锅置火上，倒油烧热，倒入鸡蛋液翻炒至熟，盛出。

3 锅留底油烧热，倒入豆豉炒香，然后加入青椒炒至断生，加鸡蛋炒匀，加盐调味即可。

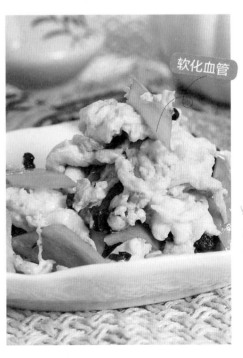

软化血管

PART 6 吃对食物，还你干净健康血管

157

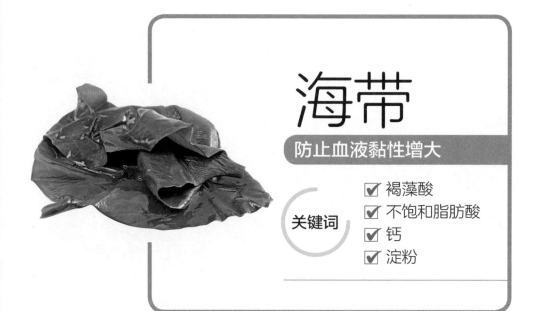

# 海带

## 防止血液黏性增大

关键词
- ☑ 褐藻酸
- ☑ 不饱和脂肪酸
- ☑ 钙
- ☑ 淀粉

## 养护血管益处

海带中的褐藻酸能促进胃肠蠕动，减少人体对胆固醇的吸收；不饱和脂肪酸可吸附血管壁上的胆固醇；钙具有降低胆固醇吸收、降低血压的功效。海带还有助于高血压患者的血压稳定，减轻心血管疾病的进一步发展。

## 保健功效

**补碘防病：**海带含碘和碘化物，有防治缺碘性地方性甲状腺肿的功效。

**排毒保健：**海带富含的胶质可以促进放射性物质随同大便排出体外，从而减少放射性物质在人体内的聚积，减少放射性疾病的发生率。

## 搭配指导

| 海带 + 豆腐 | 降血压、防便秘 |

## 健康叮咛

- 用淘米水泡发海带，或者在煮海带时加少许（不能过多）食用碱或小苏打可以让海带变软。
- 选购干海带应以表面附有白色粉末，叶宽厚，色浓绿或紫中微黄，无枯黄叶，尖端无腐烂，干燥，无泥沙杂质，整洁干净无霉变，且手感不黏者为上品。

# 海带腔骨汤

**材料** 腔骨 500 克，海带段 50 克，枸杞子 10 克，红枣 4 枚，水发香菇 3 朵。

**调料** 姜片、盐各 5 克，料酒、醋、香油各适量。

**做法**

1 腔骨洗净，切块，汆烫，捞出；水发香菇洗净，去蒂，切片；海带、枸杞子、红枣洗净。

2 锅中倒温水，将上述材料（除枸杞子外）放锅中，加姜片、料酒炖熟，放枸杞子、盐、醋煮 5 分钟，淋香油即可。

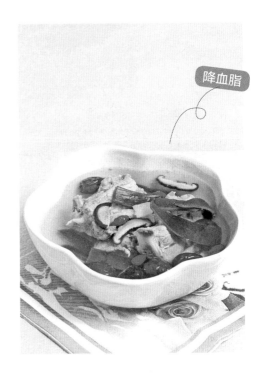

降血脂

# 海带豆香粥

**材料** 大米 80 克，海带丝 50 克，黄豆 40 克。

**调料** 葱末、盐各适量。

**做法**

1 黄豆洗净，用水浸泡 6 小时；大米淘洗干净，用水浸泡 30 分钟；海带丝洗净。

2 锅置火上，加入清水烧开，再放入大米和黄豆，大火煮沸后改小火慢慢熬煮至七成熟，放入海带丝煮约 10 分钟，加盐调味，最后撒入葱末即可。

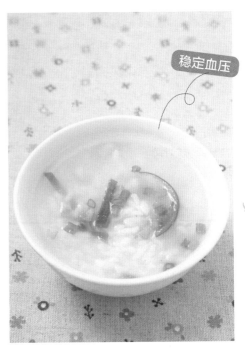

稳定血压

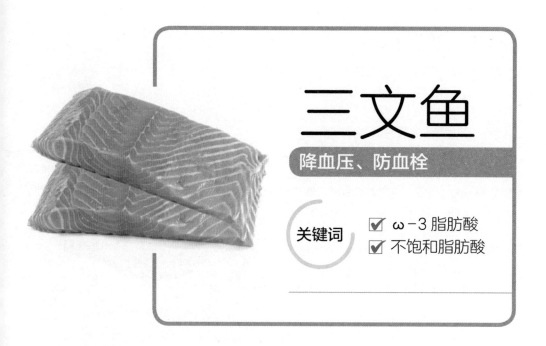

# 三文鱼

## 降血压、防血栓

关键词
- ☑ ω-3 脂肪酸
- ☑ 不饱和脂肪酸

## 养护血管益处

三文鱼中含有的 ω-3 脂肪酸，可以提升人体内一氧化氮的水平，能更好地舒张血管平滑肌，使血液流通顺畅。三文鱼中含有丰富的不饱和脂肪酸，能有效降低血脂和血清胆固醇，防治心血管疾病。

## 保健功效

**醒脑明目：** 三文鱼所含的 ω-3 脂肪酸是视网膜及神经系统必不可少的物质。

**消除疲劳：** 三文鱼中含有的 B 族维生素能消除疲劳。

## 搭配指导

三文鱼 + 苦瓜　　　清热解毒

## 健康叮咛

● 富含 ω-3 脂肪酸的食物不宜采用烧烤、油炸、红烧等烹调方式，以免破坏 ω-3 脂肪酸，降低食物的营养价值，最好采用清蒸的方法烹饪。三文鱼的烹调时间不宜过长，一般八成熟即可。

# 清蒸三文鱼

**材料** 三文鱼肉300克，洋葱丝、香菇片各30克。

**调料** 葱丝、姜丝各5克，盐3克，香油、柠檬汁各适量。

**做法**

1 洋葱丝、香菇片放锅中蒸熟，取出，装盘。

2 三文鱼肉洗净、切段，撒少许盐抓匀，滴入几滴柠檬汁，腌渍半小时，放至洋葱丝、香菇片的上面。

3 再放上葱丝、姜丝、香油，用蒸锅大火蒸10分钟即可。

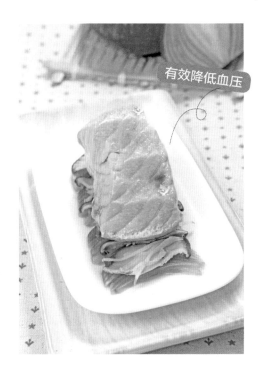

有效降低血压

# 三文鱼蒸蛋羹

**材料** 三文鱼鱼肉50克，鸡蛋2个。

**调料** 酱油10克，葱末、香菜末各少许。

**做法**

1 鸡蛋磕入碗中，加入适量清水打散；三文鱼鱼肉洗净，切粒，倒入蛋液中，搅匀。

2 将蛋液放入蒸锅隔水蒸至定型，取出，撒上葱末、香菜末，淋入鲜酱油即可。

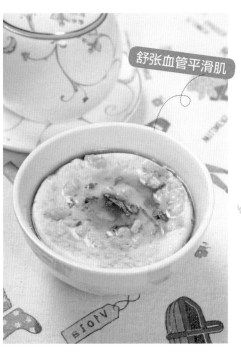

舒张血管平滑肌

# 菌菇类

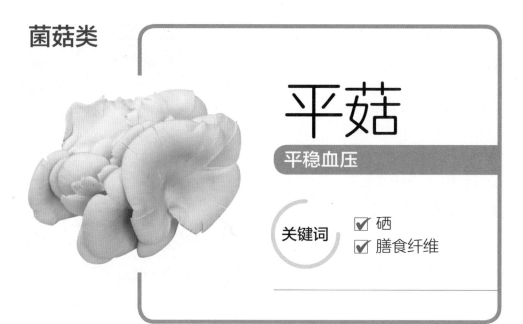

# 平菇

平稳血压

关键词
- ☑ 硒
- ☑ 膳食纤维

## 养护血管益处

平菇中含有硒元素，对心血管具有较好的保护作用。硒进入人体后，会使血液中血红蛋白数量增加，显著增强血液中谷胱甘肽过氧化酶的活性，并防止过氧化物损害机体，降低因缺硒引起的血压升高和血液黏稠度增加。膳食纤维具有降低胆固醇的作用，常食可预防心肌梗死，并能防止发胖。

## 保健功效

**滋补强身：**平菇富含多种维生素及矿物质，可作为体弱患者的营养品，对肝炎、慢性胃炎、胃和十二指肠溃疡、软骨病、高血压等都有疗效。

**抗病毒、抗肿瘤：**平菇含有硒、多糖体等物质，对肿瘤细胞有很强的抑制作用。而平菇所含的侧耳毒素和蘑菇核糖酸能抑制病毒的合成和复制。

## 搭配指导

| | |
|---|---|
| 平菇 + 豆腐 | 降低血液黏稠度 |
| 平菇 + 牛肉 | 增强血管弹性 |

## 健康叮咛

- 平菇无论是干品还是鲜品都不宜过长时间浸泡，以免造成营养素的大量流失。
- 选购平菇时，以片大、顶平、菌伞较厚、边缘完整、破裂口较少、菌柄较短并呈浅褐色者为佳。

# 平菇烧白菜

**材料** 平菇 200 克，白菜 150 克。

**调料** 姜末、盐各 3 克，生抽 5 克，水
淀粉、植物油各适量。

**做法**

1 白菜切片，平菇洗净，撕小朵，和洗
净的白菜焯烫捞出。

2 锅内倒油烧热，爆香姜末，倒入白菜
片和平菇翻炒，加盐、生抽炒熟，用
水淀粉勾芡即可。

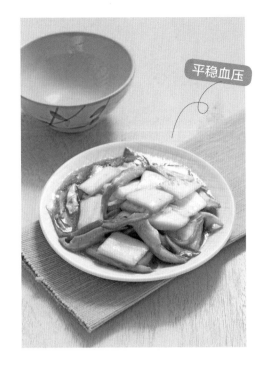

平稳血压

# 红烧平菇

**材料** 平菇 300 克。

**调料** 蒜片、葱段各 5 克，料酒 10
克，酱油 15 克，盐 2 克，水淀
粉、高汤、植物油各适量。

**做法**

1 平菇洗净，撕成小朵，焯水，捞出。

2 油锅烧热，炒香蒜片、葱段，放入焯
好的平菇，加料酒、酱油、高汤、盐
翻炒至入味，加入水淀粉勾芡即可。

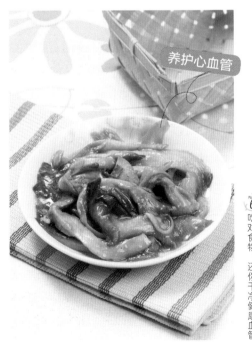

养护心血管

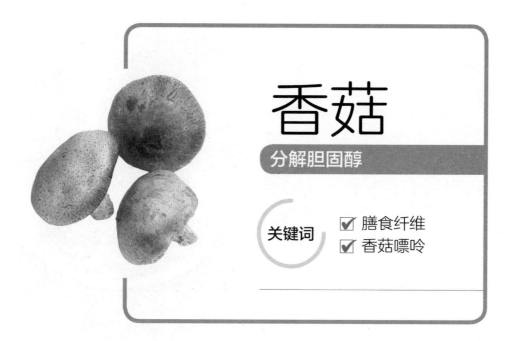

# 香菇

## 分解胆固醇

关键词　☑ 膳食纤维　☑ 香菇嘌呤

## 养护血管益处

香菇中含有的膳食纤维可减少肠道对胆固醇的吸收，同时还能促进肠道蠕动，防治便秘；香菇嘌呤能促进胆固醇的分解，并将其排出体外，从而达到降低血脂，预防心血管疾病的目的。

## 保健功效

**补充维生素：**香菇所含的氨基酸多达18种，特别是含有大量的谷氨酸，还含多种维生素，被称为"维生素的宝库"。

**防癌抗癌：**香菇中的核糖核酸，可产生抗癌的干扰素；香菇中的多糖成分能使人体内的免疫细胞活性提高，故多吃香菇能起到一定的防癌作用。

## 搭配指导

| 香菇 + 西芹 | 降低血脂，预防高血压 |
| --- | --- |
| 香菇 + 瘦肉 | 维持消化系统健康 |

## 健康叮咛

- 使用干香菇烹调前，最好先用约80℃的热水将干香菇适度泡发，才能让其中所含的化合物释出鲜味物质，但不可浸泡过久，以免香菇的鲜味物质流失。

# 香菇西芹

**材料** 西芹 200 克，鲜香菇 100 克。

**调料** 葱花、蒜末、盐、植物油各适量。

**做法**

1 西芹择洗干净，入沸水中焯熟，捞出，沥干水分，切段；鲜香菇去蒂，洗净，入沸水中焯熟，切片。

2 油烧至七成热，炒香葱花，倒入芹菜段和香菇片翻炒 3 分钟，加盐调味即可。

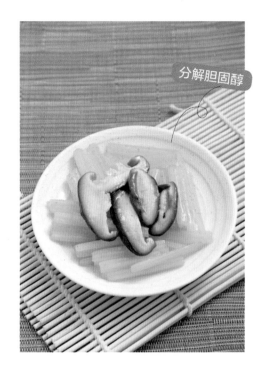

分解胆固醇

# 香煎鲜香菇

**材料** 鲜香菇 12 个，鸡蛋 1 个（取清）。

**调料** 蒜蓉 10 克，生抽 6 克，盐 3 克，水淀粉、淀粉、白糖、植物油各适量。

**做法**

1 香菇洗净，去蒂，加鸡蛋清、淀粉、盐拌匀；生抽、白糖、水淀粉调成味汁。

2 锅内倒油烧热，放香菇煎至两面略微发焦，倒入蒜蓉、味汁翻匀，收汁即可。

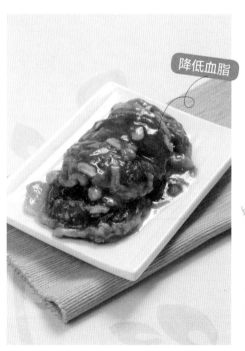

降低血脂

PART 6 吃对食物，还你干净健康血管

165

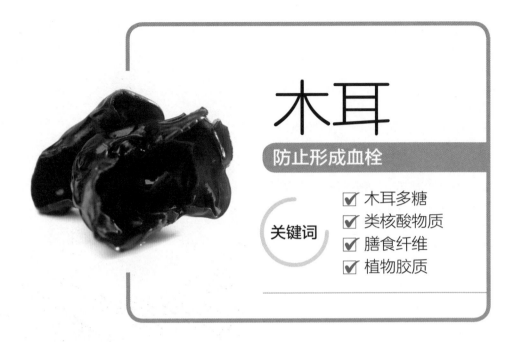

# 木耳

## 防止形成血栓

关键词

- ☑ 木耳多糖
- ☑ 类核酸物质
- ☑ 膳食纤维
- ☑ 植物胶质

### 养护血管益处

木耳中的木耳多糖能减少血液凝块，防止血栓的形成，同样对动脉粥样硬化和冠心病均有较好的防治效果。类核酸物质可以降低血液中的胆固醇和三酰甘油水平，对冠心病、动脉粥样硬化患者颇有益处。

### 保健功效

**补充维生素：**补血养颜。木耳含丰富的铁元素，可养颜美容，预防贫血症；所含丰富的胶质则能滋阴润肤，帮助人体排出废物。

**减肥瘦身：**木耳中的膳食纤维可促进胃肠蠕动，促使肠道内食物脂肪的排泄，减少食物脂肪的吸收，从而能起到减肥作用。

### 搭配指导

| 木耳 + 鸡蛋 | 清理血管垃圾 |
| 木耳 + 洋葱 | 预防心脑血管疾病 |

### 健康叮咛

- 优质干木耳朵大适度，朵面乌黑无光泽，朵背略呈灰白色。
- 干木耳烹调前宜用温水泡发，但是泡发后仍紧缩在一起的部分不宜吃。

# 凉拌木耳

**材料** 水发木耳200克，青红椒各
30克。

**调料** 葱末、蒜末、盐各2克，香菜、
生抽、白糖、醋、香油各少许。

**做法**

1 木耳择洗干净，撕成小朵；青红椒
去蒂及子，切丝。

2 锅置火上，倒入清水烧沸，将木耳
下水焯熟，捞出，过凉，沥干水分。

3 将木耳、青红椒丝和香菜、葱末、
蒜末、盐、白糖、生抽、醋、香油
拌匀即可。

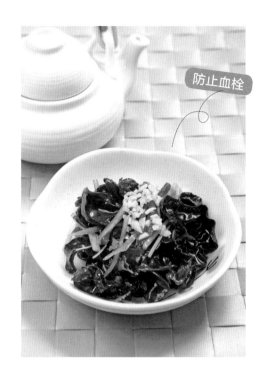

防止血栓

# 木耳拌洋葱

**材料** 水发木耳50克，洋葱半个。
**调料** 盐、醋、香油各适量。
**做法**

1 水发木耳择洗干净，撕成小朵，用
沸水焯烫，捞出，过凉，沥干水分；
洋葱洗净，切小片。

2 取小碗，加盐、醋、香油搅拌均
匀，制成调味汁。

3 取盘，放入洋葱片和焯好的木耳，
淋入调味汁拌匀即可。

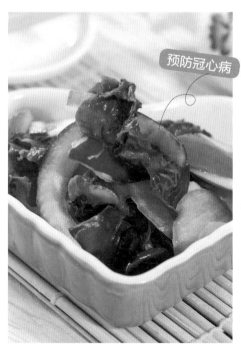

预防冠心病

# 其他

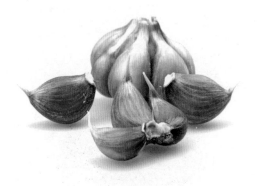

# 大蒜

辅助清理血管壁上的胆固醇

关键词　☑ 硫化物　☑ 大蒜素

## 养护血管益处

大蒜油中的某些硫化物，能清除沉积在血管壁上的脂肪，可防治动脉粥样硬化、缓解心脏冠状动脉栓塞而引起的心绞痛。大蒜素能增加高密度脂蛋白的活性，辅助清理血管壁上的胆固醇。

## 保健功效

**强力杀菌：**大蒜中的蒜具有很强的杀菌能力，经常食用可预防流感，防止伤口感染，辅助治疗感染性疾病，还有驱虫的作用。

**防癌、防肿瘤：**大蒜中的锗和硒可抑制肿瘤细胞和癌细胞的生长。美国研究者认为，大蒜是全世界最具抗癌潜力的食物之一。

## 搭配指导

大蒜 + 黄瓜　扩张皮肤的毛细血管，促进血液循环

## 健康叮咛

● 不要空腹或大量食用大蒜，以免刺激胃黏膜，引起损伤。存放过程中，要避免大蒜发芽、受冻。在常温下，将蒜头放网袋里悬挂于通风处即可；大蒜也可以放冰箱冷藏保存。

● 宜选购蒜头大，包衣紧，蒜瓣大且均匀，味道浓厚，辛香可口，汁液黏稠的大蒜。

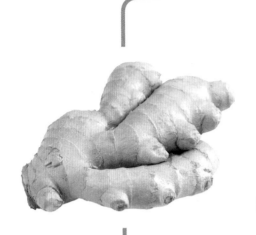

# 生姜

## 改善心肌供血

关键词
☑ 姜辣素
☑ 姜黄素

## 养护血管益处

生姜中的姜辣素对人体的心血管中枢、心脏有兴奋作用，有助于血管扩张，血流量加大，从而改善心肌供血。姜黄素能溶解已经形成的动脉粥样硬化斑块和血栓，并能打通被堵塞的冠状动脉，从而帮助治疗动脉粥样硬化和冠心病。

## 保健功效

**开胃促消化：** 姜所含的姜辣素能刺激舌头上的味觉神经和胃黏膜上的感受器，起到开胃健脾、促进消化、增进食欲的作用。

**杀菌治病：** 姜所含的挥发油有杀菌解毒作用，炒菜时放些姜，既可调味，又可解毒。如果着凉、感冒时喝姜汤，还能起到很好的预防、治疗作用。

## 搭配指导

生姜 + 甲鱼 —— 改善血液循环

## 健康叮咛

- 姜属辛发食物，多吃会使皮肤病患者的痒感加剧，病情加重。姜有强烈的刺激性，并能生热，会加重痔疮症状。所以，以上两种人群不宜吃姜。

- 颜色最好挑本色淡黄的，用手捏一下，肉质坚挺、不酥软的比较好，如果有姜芽，要鲜嫩的。同时还可用鼻子嗅一下，若有淡淡的硫磺味，千万不要买。

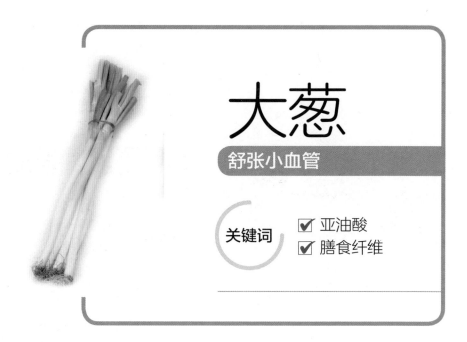

# 大葱

## 舒张小血管

关键词
- ☑ 亚油酸
- ☑ 膳食纤维

### 养护血管益处

大葱中含有的亚油酸，能降低人体血液中的胆固醇，防止动脉粥样硬化，促进血液循环，可以预防高血压等心血管疾病。另外，大葱中还含有丰富的膳食纤维，能阻止人体对糖类的吸收，有利于控制血糖。

### 保健功效

**增进食欲：** 大葱含有具有刺激性气味的大蒜素，能去除油腻厚味菜肴中的腥膻等异味，产生特殊香气，刺激消化液的分泌，从而增进食欲。

**杀菌治感冒：** 大葱含有刺激性气味的挥发油和葱辣素，有较强的杀菌作用。挥发油和葱辣素在释出时可轻微刺激相关腺体，起到发汗、祛痰、利尿等作用，可辅助治疗感冒。

### 搭配指导

大葱 + 红枣

舒张小血管，防止血压升高

### 健康叮咛

- 大葱不宜长时间烹煮，因为其所含的大蒜素具有挥发性，经长时间的烹煮后会流失，降低大葱的营养价值，因此烹调大葱的时间应控制在 10 分钟以内。
- 宜挑选葱白较长、粗细适中的。

血管干净不生病

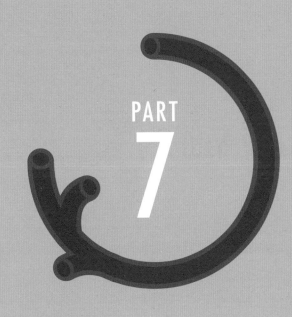

# 全方位应对血管
# 和血液疾病

"凡事预则立"，血管疾病的预防比治疗更重要。但是如果血管和血液出了问题，也不要慌，找出问题所在，各个击破。对于不能治愈的疾病，想方设法减少并发症也是聪明的选择。

# 高血压

高血压患者首先受到损害的就是血管。由于血管长期受到高压的冲击，日积月累会使血管壁失去弹性而变脆、变硬，进而还会引发多种心血管疾病，如脑卒中和冠心病。控制好血压是预防心血管疾病的一大任务。而血管本身的病变（如硬化、变脆）也会导致和加重高血压，引起并发症。

控制高血压最重要的是坚持用好降血压药，但同时，务必重视生活方式治疗，要在医生指导下，开好5个处方：药物处方、心理处方（包括睡眠管理）、运动处方、营养处方和戒烟限酒处方。落实好生活方式再治疗，可大大减少降压药的种类和剂量，减少药物的不良反应，使血压更平稳。

管住嘴，迈开腿；零吸烟，多喝水；心态好，莫贪杯；睡眠足，不过累；乐助人，心灵美；家和睦，寿百岁。

## 降压好食材

### 土豆

土豆富含钾，每100克土豆中的钾含量高达300多毫克，能将钠排出体外，防止血压升高。

## 微波土豆

**材料**　土豆片250克。
**调料**　黄油、盐各适量，黑胡椒粉5克。

**做法**
1 黄油放入热锅中化开，土豆片加黑胡椒粉、黄油、盐拌匀。
2 土豆片摊开在微波炉的托盘上，高火加热3分钟后取出翻面，再用高火加热3分钟即可。

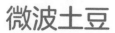

## 芹菜

芹菜中所含的芦丁能降低毛细血管通透性，增加血管弹性；芹菜中含有的丁基苯酞，可让血管平滑肌舒张，降低血压。

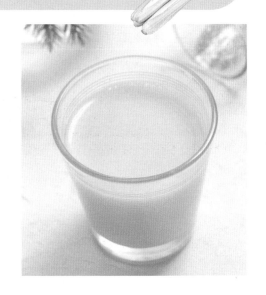

### 西芹豆浆

**材料** 西芹 100 克，豆浆 300 毫升。

**做法**

1 西芹择洗干净，切成小段。
2 切好的西芹和豆浆一起倒入果汁机中打匀。

## 香菇

香菇中含香菇嘌呤等核酸物质，能促进胆固醇的分解和排泄，降低血胆固醇，防止动脉粥样硬化，是高血压人群的理想食物。

### 香菇西蓝花

**材料** 鲜香菇、西蓝花各 150 克。

**调料** 葱花 5 克，盐 2 克，鸡精少许，植物油适量。

**做法**

1 鲜香菇去蒂，洗净，入沸水中焯透，捞出，凉凉，切片；西蓝花择洗干净，掰成小朵，入沸水中焯 1 分钟，捞出。
2 锅中倒油，烧至七成热，炒香葱花，放入香菇片和西蓝花翻炒均匀至熟，用盐和鸡精调味即可。

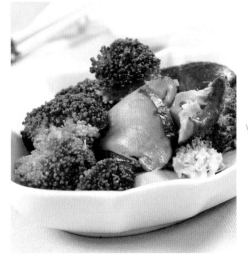

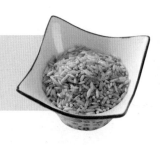

糙米中的氨基酸可抑制交感神经的活动，促进肾脏功能，加速钠代谢；其所含的镁能减少去甲肾上腺素释放，起到降压效果。

# 糙米南瓜饭

**材料** 大米 100 克，糙米 40 克，南瓜 80 克，菠菜少许。

**做法**

1 糙米提前浸泡一夜；大米淘洗干净；南瓜去皮、去子，切成小碎块；菠菜洗净，入水焯熟，凉凉后切碎。

2 浸泡好的糙米和大米放入电饭锅，按下煮饭键。

3 待电饭锅内的水煮开，打开盖儿，倒入南瓜，搅拌一下，继续煮至熟。

4 饭熟后，将切碎的菠菜加入拌匀即可。

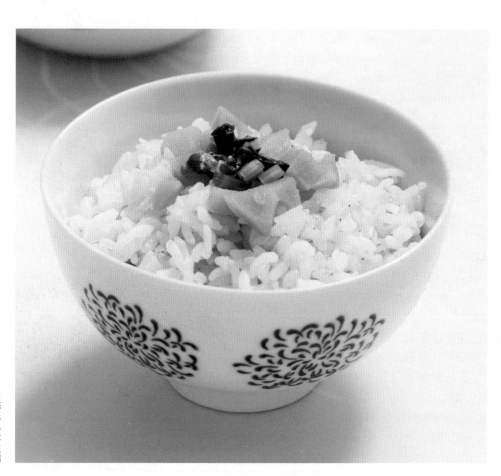

# 西瓜

西瓜含丰富的钾元素，可对抗钠升高血压的不利影响，其所含甜菜碱有降胆固醇和软化血管的功能。

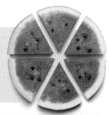

## 西瓜汁

**材料** 西瓜 250 克。

**调料** 蜂蜜适量，柠檬汁适量。

**做法**

1 西瓜去皮、去子，切成小块。

2 西瓜块放入果汁机中搅打成汁，打好后倒出，调入柠檬汁、蜂蜜即可。

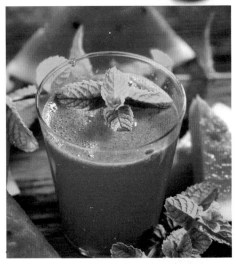

# 芦笋

芦笋中含有天冬酰胺，可以扩张末梢血管，降低血压；所含的槲皮黄酮有增强毛细血管弹性的效果，也能达到降压效果。

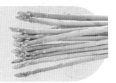

## 芦笋炒肉

**材料** 芦笋 200 克，猪里脊肉 100 克。

**调料** 姜末、盐、酱油、淀粉、植物油各适量。

**做法**

1 芦笋洗净，切段，焯熟。猪里脊肉洗净，切片，用盐、酱油和淀粉腌渍30 分钟，放入四成热的油锅中炒至变色，盛出备用。

2 锅内再次倒油烧热，爆香姜末，下芦笋段煸炒，加酱油、盐，倒里脊肉片翻炒匀即可。

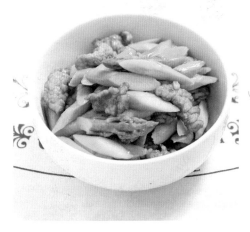

# 30 分钟降压操

此套降压操简单易学，随时可做，而且安全，很适合高血压以及有高血压并发症的中老年人练习。

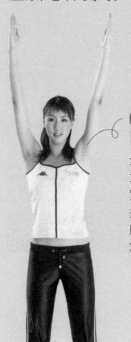

**第 1 节**
## 同步甩手

全身放松，自然站立，两脚分开与肩同宽，双手举起，举至头顶两侧，然后同步向上和向下甩手，重复做 50 ~ 60 次。

**第 2 节**
## 捶打上臂

双脚弓步站立，双手交替互打左右上臂，右手打左手手臂，左手打右手手臂，重复做 50 ~ 60 次。

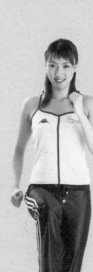
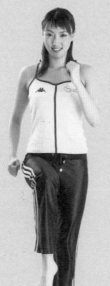

**第 3 节**
## 高抬腿握拳

做高抬腿动作的同时双手握拳，交替上下挥动，重复做 50 ~ 60 次。

**第 4 节**
## 左右甩手

双脚弓步站立，握拳，分别向与肩膀 45 度的方向用力甩手，左右交替进行，重复做 50 ~ 60 次。

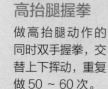

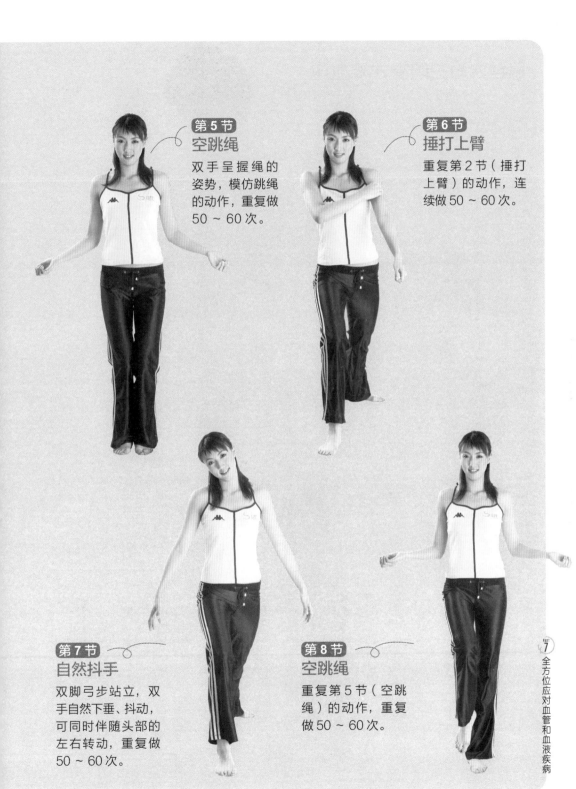

**第 5 节**

空跳绳

双手呈握绳的
姿势，模仿跳绳
的动作，重复做
50～60次。

**第 6 节**

捶打上臂

重复第 2 节（捶打
上臂）的动作，连
续做50～60次。

**第 7 节**

自然抖手

双脚弓步站立，双
手自然下垂、抖动，
可同时伴随头部的
左右转动，重复做
50～60次。

**第 8 节**

空跳绳

重复第 5 节（空跳
绳）的动作，重复
做50～60次。

## 悬钟穴与三阴交穴降血压

# 悬钟穴

悬钟穴在人的外踝尖上 3 寸，腓骨前缘，腓骨短肌与趾长伸肌分歧部。

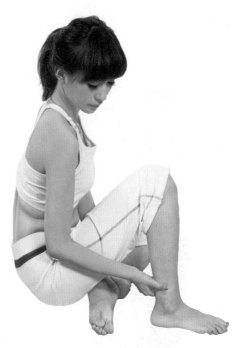

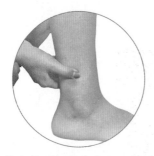

此穴位对缓解高血压、腰腿疼痛、偏头痛等有一定效果。

用大拇指发力按揉悬钟穴，其余 4 指把住小腿，每天 3 次，一次 10 分钟。

# 三阴交穴

三阴交穴位于足内踝上 3 寸的地方，在腿骨上偏后的凹陷处。

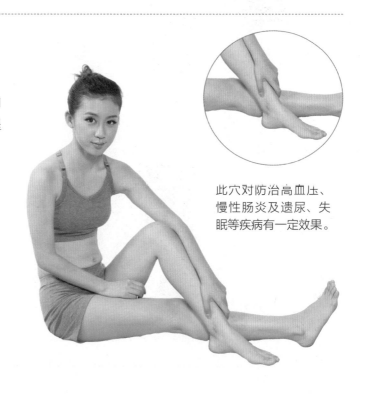

此穴对防治高血压、慢性肠炎及遗尿、失眠等疾病有一定效果。

用拇指或食指按压对侧的三阴交穴，一压一放；或先顺时针按揉，再逆时针按揉三阴交穴。坚持 5~10 分钟。

# 降压方

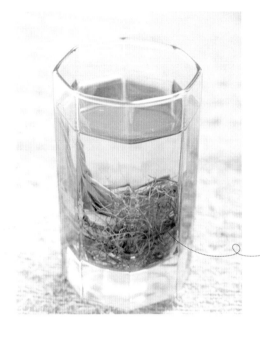

## 玉米须苦丁茶

**材料** 苦丁茶2克，干玉米须8克。

**做法** 将苦丁茶和干玉米须用开水冲泡
5~10分钟即可服用，每日早
晚饮用1杯。

**功效** 有降压、降脂、减肥、清热多种
功效，适合高血压患者饮用。

降压减肥

## 茅根茶

**材料** 白茅根6克，绿茶3克。

**做法** 将白茅根、绿茶一起放入杯中，
冲入沸水泡5分钟后饮用。

**功效** 帮助调节血液三酰甘油水平，
减少对血管的影响，有助于调
控血压。

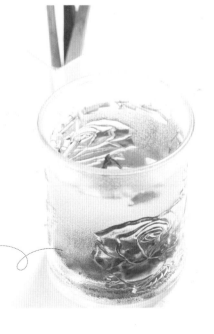

调血脂，控血压

# 血脂异常

血脂异常对身体的损害是隐匿性、渐进性和全身性的，早期常没有明显感觉，易被人们忽视。虽血脂异常不痛不痒，但对身体造成的危害巨大，最直接的后果是造成"血稠"，使局部血管壁变厚，血管狭窄，形成血栓，最终导致全身重要脏器，如心、脑、肾缺血或坏死。

糖尿病患者和已患冠心病或缺血性脑卒中患者，要及时并坚持服用他汀类药物，必要时加上依折麦布。

## 调脂好食材

**绿豆** 绿豆所含植物甾醇的结构与胆固醇相似，能与胆固醇竞争酯化酶，减少胆固醇酯化和肠道对胆固醇的吸收，有效降低血脂。

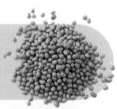

## 玉米绿豆糊

**材料** 大米 30 克，鲜玉米粒 50 克，绿豆 25 克。

**做法**

1 大米淘洗干净，浸泡 2 小时；绿豆淘洗干净，用清水浸泡 4 ~ 6 小时；鲜玉米粒洗净。

2 全部食材倒入全自动豆浆机中，加水至上下水位线之间，按下"米糊"键，煮至豆浆机提示米糊做好即可。

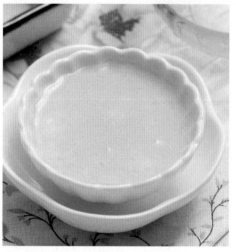

番茄富含 β - 胡萝卜素及维生素C，可降低机体血清及肝脏中的胆固醇含量，有效预防动脉粥样硬化及冠心病。

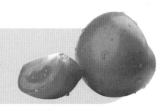

# 番茄葡萄苹果饮

**材料** 番茄200克，苹果100克，葡萄100克。

**调料** 柠檬汁适量。

**做法**

**1** 番茄洗净切小丁；葡萄洗净，去子；苹果洗净，去核，切丁。

**2** 上述食材放入果汁机中，加入适量饮用水搅打，打好后倒入杯中，加入柠檬汁即可。

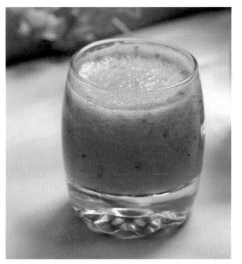

## 莲藕

莲藕富含膳食纤维和黏液蛋白，可以与食物中的胆固醇和三酰甘油结合，最后随粪便排出体外，从而降低脂类的吸收。

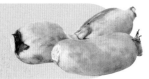

# 糖醋藕片

**材料** 莲藕400克，青椒、红椒各80克。

**调料** 清汤、白糖、白醋、水淀粉、盐、花椒、香油、植物油各适量。

**做法**

**1** 莲藕去皮，洗净，切薄片，用适量清水浸泡一下，捞出，沥干；青椒、红椒洗净切丝。

**2** 锅中放油烧热，炸香花椒，捞出，藕片略炒，滴入白醋，加白糖、盐。

**3** 加清汤烧至浓稠，放入青、红椒丝翻炒，用水淀粉勾芡，淋上香油即可。

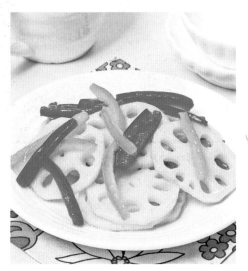

PART **7** 全方位应对血管和血液疾病

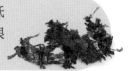

## 紫菜

紫菜含有的牛磺酸可促进胆固醇分解，降低血清中的有害胆固醇。紫菜中镁的含量很高，能显著降低血清中总胆固醇的含量。

# 紫菜包饭

**材料** 熟米饭100克，紫菜1张，黄瓜、胡萝卜各50克，鸡蛋1个（约60克），熟白芝麻少许。

**调料** 盐、植物油各适量。

**做法**

1 熟米饭中加盐、熟白芝麻搅拌均匀；鸡蛋洗净，磕入碗内，打散，加盐搅匀；黄瓜洗净，去蒂，切条；胡萝卜去皮，洗净，切条。

2 炒锅置火上，倒入适量植物油烧至五成热，淋入鸡蛋液煎成蛋皮，盛出，切长条。

3 取一张紫菜铺好，放上米饭，勺子铺平，放上蛋皮条、黄瓜条、胡萝卜条卷紧，切成1.5厘米长的段。

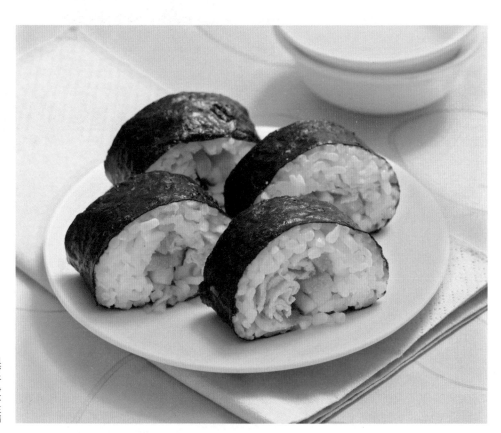

## 山楂

山楂含有机酸和维生素 C，可调节脂肪代谢，促进体内脂肪的转化与排泄，显著降低血清胆固醇及三酰甘油。

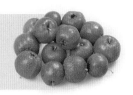

# 山楂红枣莲子粥

**材料** 大米 100 克，山楂肉 50 克，红枣、莲子各 30 克。

**做法**

1 大米洗净，用水泡 30 分钟；红枣、莲子洗净，红枣去核，莲子去心。

2 锅中加水大火烧开，加大米、红枣和莲子烧沸，待莲子煮熟烂后放山楂肉，熬煮成粥即可。

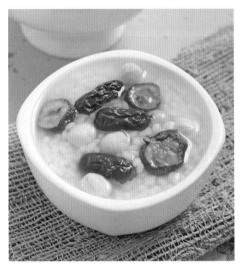

## 海带

海带富含碘，能促进血液脂肪代谢，降低胆固醇水平；而且海带也富含膳食纤维，能帮助降低胆固醇。

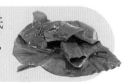

# 冬瓜海带汤

**材料** 冬瓜 150 克，海带 50 克。
**调料** 盐、葱段各适量。

**做法**

1 冬瓜洗净，去皮，去瓤，切块；海带泡软洗净，切块，待用。

2 锅内倒水，冬瓜、海带煮熟，出锅前撒上葱段，放少许盐调味即可。

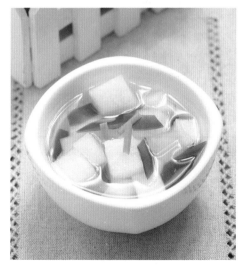

PART 7 全方位应对血管和血液疾病

# 10 分钟降脂操

　　做体操时，要根据自己的年龄、体力以及原有的动作基础，制订具体方案。下面介绍一套能消耗 358.5 千焦能量的降脂操。但要提醒大家，在做操过程中，如出现头晕、心慌等不适反应，应立即停止练习，以免发生危险。具体做法如下：

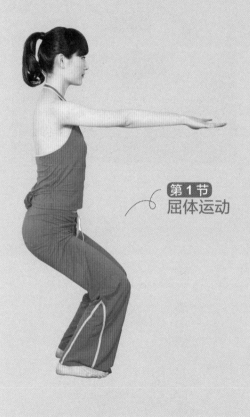

第 1 节
屈体运动

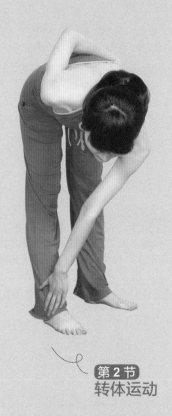

第 2 节
转体运动

站姿，两脚开立，与肩同宽。下蹲，膝关节尽量屈曲，起立，再下蹲。连续做 20 次。

1. 站姿，两脚开立，与肩同宽，上体前屈，两臂伸展，与地面垂直。转肩，左手摸右脚外侧（踝部），右手从后背摸左侧腰。
2. 转肩，右手摸左脚外侧（踝部），左手从后背摸右侧腰。各重复 10 次。

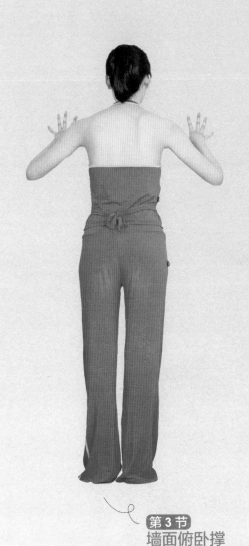

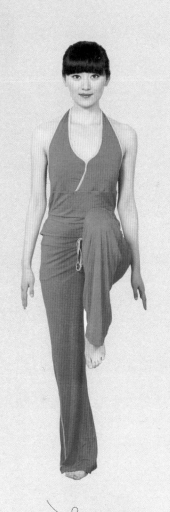

**第 3 节**
## 墙面俯卧撑

对墙站立，距离约 80 厘米。两手掌贴墙，做双臂屈伸练习。连续做 20 次。注意身体平衡，各部位动作一定要协调，这样肌肉的负重才均匀，锻炼效果更好。

**第 4 节**
## 原地高抬腿

站姿，两脚并立，两臂自然下垂，双手掌心张开并自然下垂。先高抬左脚到尽可能高的位置，下踩，再换另一只脚。交替连续做 20 次。髋关节有损伤的人不适宜进行此项练习。

## 丰隆穴和涌泉穴帮你降血脂

# 丰隆穴

　　外膝眼和外踝尖线
的中点，当外踝尖上八
寸，即是丰隆穴。

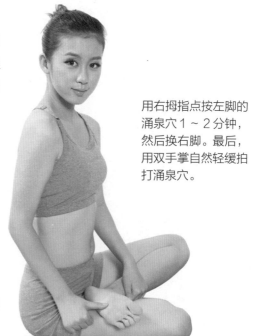

此穴有活血通络的作用，
对血脂有良好的调节作用。

用拇指或食指指腹稍用
力按揉丰隆穴1～3分
钟，以有酸胀感为宜。

# 涌泉穴

　　涌泉穴在人体足底，位于足前部凹
陷处第二、第三趾趾缝纹头端与足跟连
线的前三分之一处，也就是当足五趾用
力弯曲时足底前凹陷处。

用右拇指点按左脚的
涌泉穴1～2分钟，
然后换右脚。最后，
用双手掌自然轻缓拍
打涌泉穴。

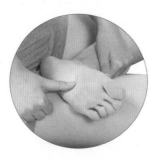

经常按摩涌泉穴，有补肾固元、增精益髓、
强筋壮骨的效果，能防止糖尿病患者发生与
肺、肾等脏腑有关病变。

## 降脂方

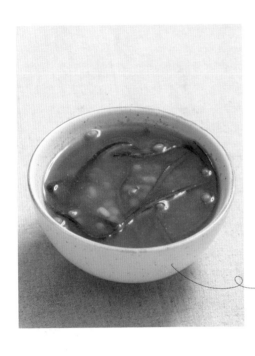

# 绿豆海带汤

**材料** 绿豆、海带各 100 克。

**做法** 绿豆洗净，海带切丝，然后加水煮熟即可服食。

**功效** 绿豆可增加胆固醇的排泄，从而降低血脂水平，达到降脂效果。海带被誉为人体动脉血管的"清道夫"，有独特的降脂抗凝作用，能清除附着在血管壁上的胆固醇，促进胆固醇的排泄。

血管的"清道夫"

# 花叶减脂茶

**材料** 山楂、荷叶、槐花各 20 克。

**调料** 冰糖适量。

**做法** 把所有食材一起放入砂锅中，用中火煎 30 分钟。加入冰糖调味。

**功效** 山楂含大量维生素 C、黄酮类物质等，可降低血清胆固醇浓度，有助于血管健康；荷叶中含生物碱、黄酮类物质以及丰富的多糖，具有降血脂作用。

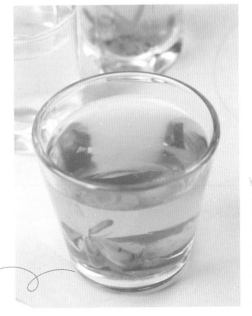

降低体内的"坏"胆固醇

PART 7 全方位应对血管和血液疾病

# 糖尿病

随着人们生活水平的提高，糖尿病这种"富贵病"的发病率也越来越高。糖尿病的表现是血液中的血糖不正常，产生原因是胰岛素分泌缺陷或胰岛素作用障碍。糖尿病有遗传基因，更重要的原因是生活方式不健康。改善自己的生活习惯，有助于降血糖。

## 平糖好食材

洋葱

洋葱含槲皮素，能刺激胰岛素合成及释放，恢复胰岛细胞代偿功能，帮助细胞更好利用葡萄糖，降低血糖。

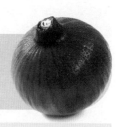

## 木耳拌洋葱

**材料** 水发木耳 70 克，洋葱 250 克。
**调料** 香油 3 克，盐、醋各 1 克。
**做法**

1 水发木耳择洗干净，撕成小朵，用沸水焯烫，捞出过凉，沥干水分；洋葱洗净，切小片。

2 取小碗，加盐、醋、香油搅拌均匀，制成调味汁。

3 取盘，放入洋葱片和焯好的木耳，淋入调味汁拌匀即可。

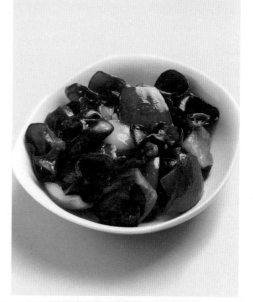

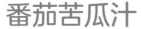

# 苦瓜

苦瓜含苦瓜皂苷和多肽物质，能减轻胰岛负担，促进胰岛细胞功能恢复，有效调节血糖水平。

## 番茄苦瓜汁

**材料** 番茄 200 克，苦瓜 50 克。

**调料** 柠檬汁适量。

**做法**

1 番茄洗净，去皮，切小块；苦瓜洗净，去瓤、去子，切丁。

2 将上述食材放入果汁机中，加入适量饮用水搅打，打好后调入柠檬汁即可。

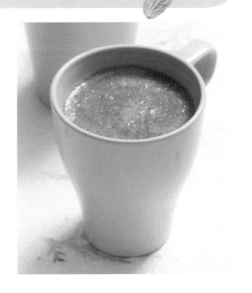

# 山药

山药中的黏液质可在肠道内吸附进入体内的糖类和脂肪，减缓糖类与脂肪的吸收，抑制餐后血糖急剧升高。

## 家常炒山药

**材料** 山药片 200 克，胡萝卜片、木耳片各 50 克。

**调料** 葱末、姜末各 3 克，盐、香菜段各 4 克，植物油适量。

**做法**

1 山药片焯一下水捞出。

2 油锅烧热，爆香葱末、姜末，放入山药片翻炒，倒入胡萝卜片、木耳片炒熟，加盐调味，撒上香菜段即可。

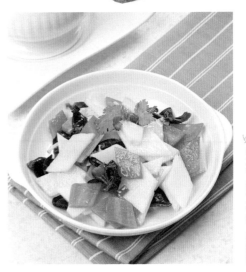

PART 7 全方位应对血管和血液疾病

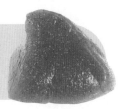

## 魔芋

魔芋中的膳食纤维有延缓葡萄糖和脂肪吸收的作用，增加血液中胰岛素含量，减轻胰岛细胞负担，使血糖和血脂水平下降。

# 凉拌魔芋丝

**材料**　魔芋150克，黄瓜100克，金针菇50克。

**调料**　酱油、白醋各适量，香油3克。

**做法**

1　魔芋切条，金针菇洗净，与魔芋条一起放入滚水中汆烫捞起，沥干水分，备用。

2　黄瓜洗净切丝，放在碗中加入白醋抓拌一下，捞出后用凉开水冲净，沥干水分，备用。

3　将魔芋条、金针菇和黄瓜丝全部放入碗中，加酱油和香油搅拌均匀。

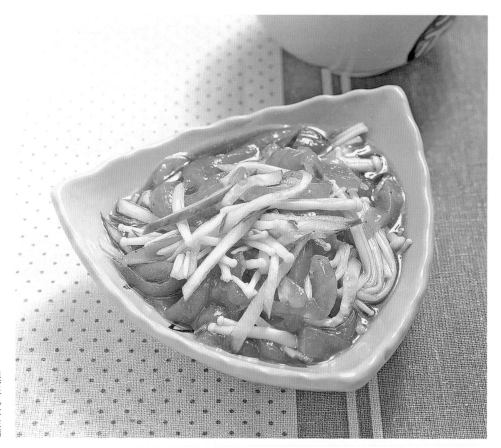

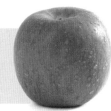

## 苹果

苹果含铬，能提高糖尿病患者对胰岛素的敏感性，苹果酸可稳定血糖，预防老年糖尿病。适合糖尿病患者经常食用。

# 黄瓜苹果橙汁

**材料** 黄瓜、苹果、橙子各 80 克，柠檬 30 克，蜂蜜适量。

**做法**

1 黄瓜洗净，切小块；苹果洗净，去皮、去核，切小块；橙子、柠檬去皮、去核，切块。

2 黄瓜、苹果、橙子、柠檬倒入榨汁机中，加入少量凉饮用水，搅打均匀倒入杯中，加入蜂蜜调味即可。

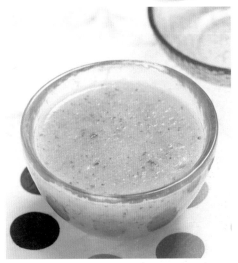

## 冬瓜

冬瓜是低能量、低脂肪、含糖量极低的食物，非常适合糖尿病患者食用。

# 微波冬瓜番茄片

**材料** 冬瓜片 500 克，番茄片 5 克。

**调料** 盐、高汤、蚝油各 2 克，姜丝 10 克。

**做法**

1 盐、高汤、蚝油加纯净水兑成味汁。

2 冬瓜片放在微波器皿中，撒上姜丝，在冬瓜片缝隙间摆好番茄片，加味汁，覆盖保鲜膜，扎 4 个小孔，高火 10 ~ 12 分钟即可。

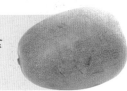

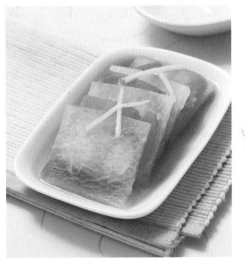

PART 7 全方位应对血管和血液疾病

 191

# 平稳血糖的简单小动作

　　以下这些小动作可在生活中随时做，只需短短几分钟，身体就可得到锻炼，能放松腿部肌肉，对糖尿病患者出现的下肢萎缩、软弱无力或腿脚麻木、腿抽筋有较好防治作用。

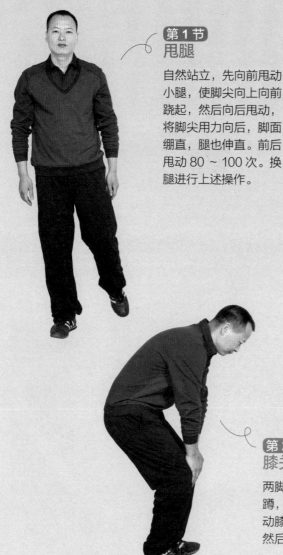
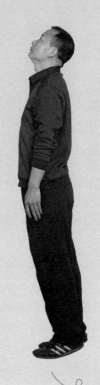

### 第 1 节
### 甩腿

自然站立，先向前甩动小腿，使脚尖向上向前跷起，然后向后甩动，将脚尖用力向后，脚面绷直，腿也伸直。前后甩动 80 ~ 100 次。换腿进行上述操作。

### 第 3 节
### 抬脚跟

直立，将身体重量均匀地放在双脚上，慢慢地抬起脚后跟。抬起脚后跟时吸气，双眼上视，放下脚后跟时呼气，双眼平视或下视。重复做 10 次。

### 第 2 节
### 膝关节运动

两脚平行靠拢，屈膝微向下蹲，两手放在膝盖上，扭动膝盖，顺时针画圈 20 次，然后再逆时针画圈 20 次。

# "控糖大将"：足三里穴、关元穴、劳宫穴、中脘穴

## 足三里穴

正坐，屈膝 90 度，手心对髌骨，手指朝向下，无名指指端处即是足三里穴。

每天用大拇指或按摩器刺激足三里穴 1 次，每次按摩 5 ~ 10 分钟，每分钟按摩 15 ~ 20 次。因为小腿部皮肤较厚，力量可适当大些。

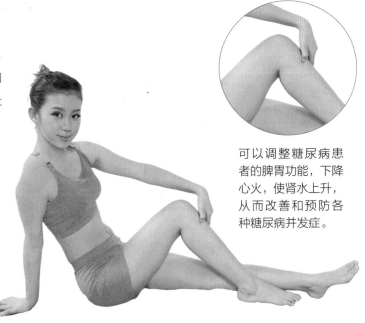

可以调整糖尿病患者的脾胃功能，下降心火，使肾水上升，从而改善和预防各种糖尿病并发症。

## 关元穴

从肚脐正中央向下 3 寸的位置即是关元穴。

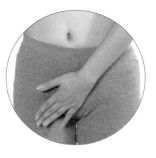

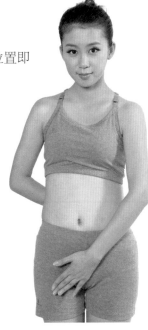

以关元穴为圆心，左或右手掌做逆时针或顺时针方向摩动 3 ~ 5 分钟，然后三按三呼吸（即呼气时手指在穴位上轻轻按下，吸气时手指在穴位上略微抬起）。

按摩关元穴有培肾固本、补虚益损的作用，可改善尿频症状，尤其对有阳痿、早泄症状的糖尿病患者十分有益。

# 劳宫穴

　　劳宫穴在手掌心的凹陷处，当第
二、第三掌骨之间偏于第三掌骨，握拳
中指尖所指处即是该穴。

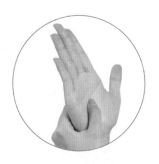

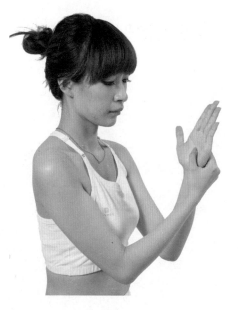

按摩刺激这个穴位可以疏通气血、
调节脏腑功能，有利于调控血糖。
还可缓解大脑疲劳，有利于糖尿病
患者降血糖。

用右手拇指指腹按压左手劳宫穴 5～10 次，
再用左手按压右手劳宫穴 5～10 次，按压
时呼气，放松时吸气。

# 中脘穴

　　中脘穴在上腹部，脐中上方 4 寸，
肚脐和胸剑联合连线的中点处即是。

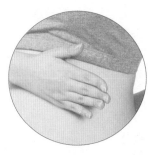

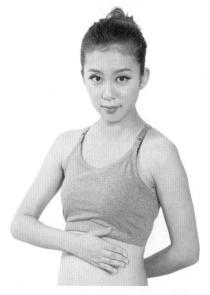

可以治疗腹泻、腹痛、便秘、呕吐
等消化系统疾病，对因气血不足引
起的眩晕、低血糖、糖尿病也有很
好的效果。

轻轻把手掌根放在中脘穴上，然后用力向下
按压，这个力量不要特别大，先向下按压，
然后再揉。

# 平糖方

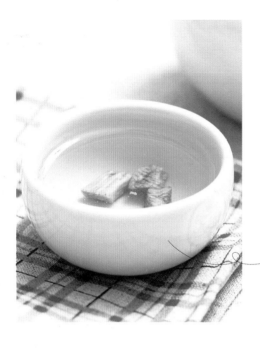

## 葛根茶

**材料**　取葛根干品 3 ~ 5 克。

**做法**　葛根干品放入杯中，倒入沸水，盖盖子闷泡约 10 分钟后即可饮用。

**功效**　葛根中的葛根素通过抑制蛋白非酶糖基化反应和醛糖还原酶活性，提高胰岛素敏感性，减轻胰岛素抵抗并清除自由基而降血糖。

提高胰岛素敏感性

## 黄芪人参茶

**材料**　黄芪、人参各 2 克。

**做法**　黄芪、人参一起放入杯中，倒入沸水，盖盖子闷泡约 8 分钟后即可饮用。

**功效**　此茶可以改善血液微循环，调节糖代谢，帮助糖尿病患者恢复健康。

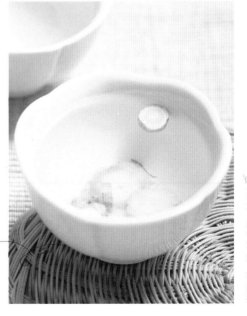

防治糖尿病

PART 7　全方位应对血管和血液疾病

# 心力衰竭

随着年龄增长，心脏的烦恼也越来越多。正常的心脏应搏出同静脉回流及身体组织代谢所需相称的血液供应，但是，当各种疾病引起心肌收缩能力减弱，血管的输压功能异常，心脏的血液输出量减少，不足以满足机体的需要，这时就易引发心力衰竭。

## 护心好食材

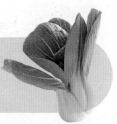

### 油菜

油菜中的膳食纤维能与胆酸盐和胆固醇及三酰甘油结合，并从粪便中排出，减少人体对脂类的吸收，从而保护心脑血管。

## 虾仁油菜

**材料**　油菜 200 克，虾仁 100 克。

**调料**　蒜末 10 克，盐 4 克，香油少许，植物油适量。

**做法**

1　油菜洗净，切长段，焯烫，控干；虾仁洗净控干。

2　油锅烧热，爆香蒜末，倒入虾仁炒变色，放油菜翻炒，加盐、香油炒熟即可。

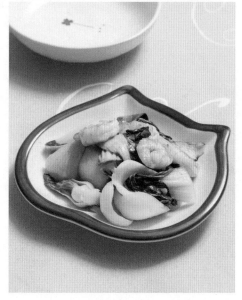

## 橘子

橘子富含维生素C，有抗氧化作用，可减少沉积在动脉血管中的胆固醇，有助于动脉粥样硬化逆转。

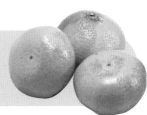

# 菠菜橘子酸奶汁

**材料** 菠菜 80 克，橘子 100 克。
**调料** 酸奶 200 毫升，蜂蜜适量。
**做法**

1 菠菜洗净，焯水后过凉水，切成小段；橘子去皮和子。
2 菠菜段和橘子肉放入全自动豆浆机中，加入酸奶、蜂蜜，按下"果蔬汁"键，豆浆机提示做好后倒入杯中即可。

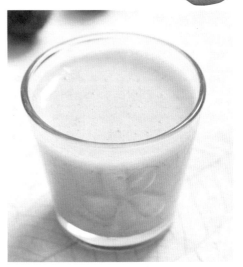

## 红豆

红豆脂肪含量低，蛋白质含量高，含有亚油酸、豆固醇以及丰富的膳食纤维，有助于减少体内脂肪的沉积，适合心血管病患者食用。

# 莲子红豆粥

**材料** 糯米、红豆各 70 克，莲子 50 克，干百合 15 克。

**做法**

1 糯米淘洗干净，浸泡 4 小时；红豆洗净，浸泡 4 小时；莲子洗净，去心；干百合洗净，泡软。
2 锅内加水煮沸，放红豆煮烂，放糯米、莲子大火煮沸，转小火熬 40 分钟，放入百合煮至米烂粥稠即可。

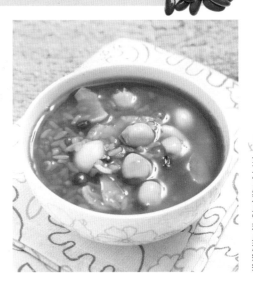

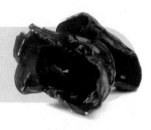

## 木耳

木耳中的维生素 K 能减少血液凝块，防止血栓，对动脉粥样硬化和冠心病均有较好效果。

# 凉拌双耳

**材料** 水发木耳、水发银耳各 100 克。

**调料** 红椒圈、葱花各 10 克，盐 3 克，香油、醋各少许，植物油适量。

**做法**

1 将水发木耳和水发银耳洗净，撕成小片，入沸水中焯 2 分钟，捞出凉凉，沥干水分。

2 炒锅置火上，倒入适量植物油，待油烧至七成热，放入葱花、红辣椒段炒香，关火。

3 将炒锅内的油连同葱花、红椒圈均匀地淋在木耳和银耳上，再用盐、醋、香油调味即可。

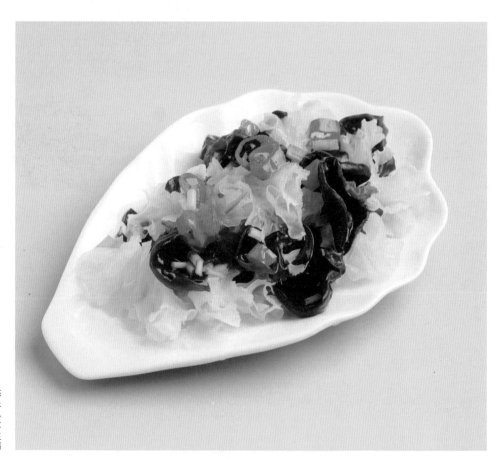

# 按摩四穴帮你护理心力衰竭

## 内关穴

一手握拳，腕掌侧突出的两筋之间的点，距腕横纹三指宽的位置即内关穴。

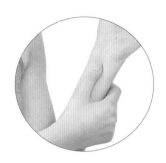

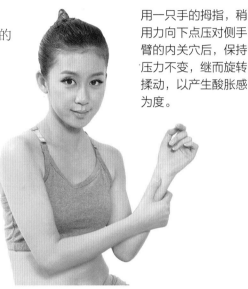

用一只手的拇指，稍用力向下点压对侧手臂的内关穴后，保持压力不变，继而旋转揉动，以产生酸胀感为度。

内关穴是心包经上的穴位，这条经脉跟心脏联系在一起，辅助治疗冠心病及心绞痛。

## 曲池穴

将手肘内弯约成直角，用另一只手拇指下压手肘横纹尽处凹陷即曲池穴。

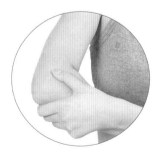

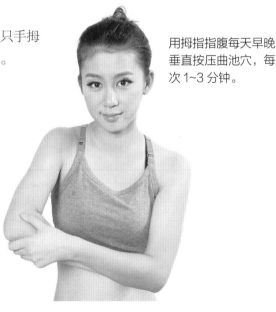

用拇指指腹每天早晚垂直按压曲池穴，每次1~3分钟。

曲池穴对血管舒缩功能有调节作用，轻刺激可引起血管收缩，重刺激可引起血管扩张，从而保护心脏。

# 足三里穴

在小腿前外侧，外膝眼下 3 寸，距胫骨
前缘一横指（中指）处即足三里穴。

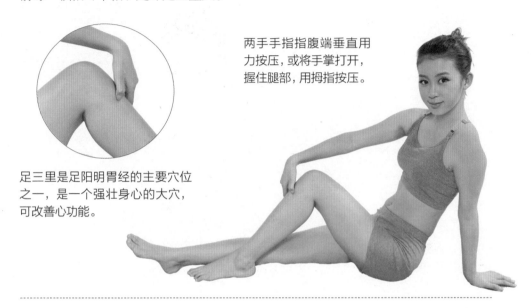

两手手指指腹端垂直用
力按压，或将手掌打开，
握住腿部，用拇指按压。

足三里是足阳明胃经的主要穴位
之一，是一个强壮身心的大穴，
可改善心功能。

# 合谷穴

将拇指、食指并拢，肌肉
隆起的最高点即合谷穴。

用食指、拇指夹住合谷
穴捏揉，捏揉时缓缓呼
气，吸气时手不要动。
每侧按揉 2～3 分钟，
左右各 4～5 次。

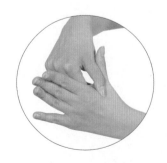

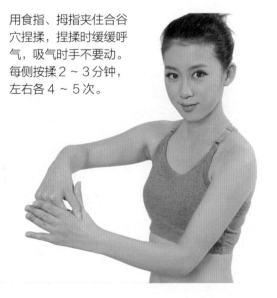

抑制脑神经兴奋，帮助降低血压，
保护心肌，从而预防心力衰竭。

# 防治心衰方

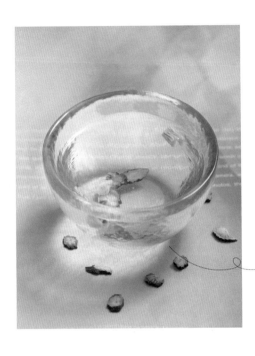

## 二参汤

**材料**　党参、丹参各 20 克。

**做法**　材料用水煎服。

**功效**　二参汤有益气化瘀的效果，可改善胸痛、胸闷、心悸、脉细等症状，增强心脏功能，保护心脏。

保护心脏

## 银杏叶汤

**材料**　银杏叶 5 克。

**做法**　银杏叶洗净，切碎，开水闷泡 30 分钟。

**功效**　银杏可谓全身都是宝。银杏叶促进血液循环，改善心脏供血不足，从银杏叶中提取的银杏叶黄酮苷，用于治疗冠心病效果很好。

改善心脏供血不足

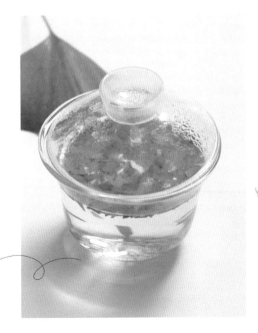

# 冠心病

冠心病是冠状动脉粥样硬化病变使冠状动脉狭窄、闭塞影响冠状动脉血液循环，引起心肌缺血、缺氧的一种心脏病。虽然冠心病是非常危险的人类健康的杀手，但通过饮食、运动及生活习惯的改善，也可防可控。

## 护心好食材

**玉米** 玉米中的维生素 E 能减轻动脉粥样硬化，维生素 $B_2$ 可预防心脏病。此外，玉米中的维生素 $B_1$ 能抑制动脉粥样硬化，保护心血管。

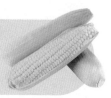

## 苹果玉米汤

**材料** 苹果、玉米、鸡腿各 100 克。
**调料** 姜片、盐各适量。
**做法**

1 鸡腿去皮，焯一下；苹果、玉米洗净，苹果切成块，玉米切段。

2 锅置火上，倒入适量清水，然后放入鸡腿、玉米、苹果和姜片，大火煮沸，再转小火煲 40 分钟，最后加盐调味即可。

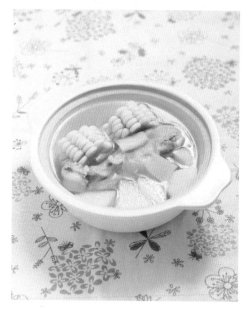

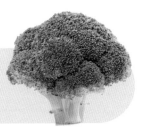

## 西蓝花

西蓝花富含类黄酮，能防止感染，还能清理血管，阻止胆固醇氧化，防止血小板凝结，减少患冠心病危险。

# 西蓝花芝麻汁

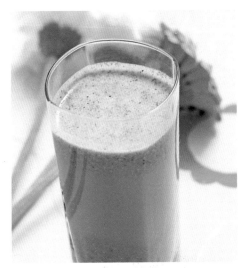

**材料** 西蓝花 150 克，熟黑芝麻 30 克。
**调料** 蜂蜜适量。
**做法**
1 西蓝花洗净，掰成小朵，焯水后过凉。
2 西蓝花、熟黑芝麻和适量饮用水一起加入果汁机中搅打，打好后调入蜂蜜即可。

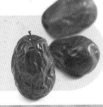

## 红枣

红枣中含有的丰富的维生素 C，能够促进人体合成氮氧化物，起到扩张血管的作用。含有的环磷酸腺苷能改善心肌营养。

# 花生红枣粥

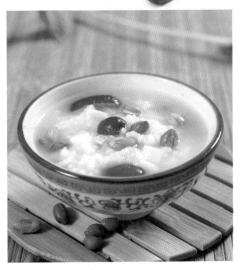

**材料** 大米 100 克，花生仁、红枣各 40 克。
**调料** 冰糖 10 克。
**做法**
1 花生仁和红枣洗净，大米淘洗干净。
2 锅内加适量清水烧沸，下入花生仁、红枣煮沸，转小火烧至花生仁和红枣六成熟，再放入大米，煮至粥稠，加入冰糖煮化即可。

PART 7 全方位应对血管和血液疾病

# 医疗护心操

　　冠心病患者症状明显时，可在床上进行；随病情好转，可由医护人员指导，采取坐位或站位进行。具体动作如下：

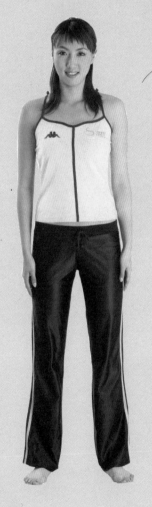

### 第1节
### 吸气呼吸法

患者站立，双臂自然下垂，双脚分开与肩同宽，放松身心，去除一切杂念，意守神阙穴；用鼻子呼吸或鼻吸嘴呼，吸气时间延长，与呼气时间之比开始为3：2，而后逐渐延长至2：1；呼吸时，气息要微细，用嘴呼气时，上下齿要轻轻靠拢。每次可练30次，病情好转时，可考虑增加练习次数。

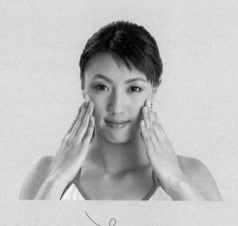

### 第2节
### 摩擦脸部

先把两手掌心摩擦生热，再用双手掌摩擦脸部，顺序是从前额经鼻子的两侧往下摩至两下颌部，再往上摩擦，一下一上为1次，共摩擦20次。

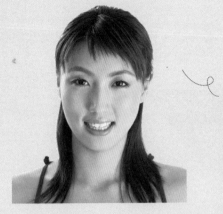

### 第3节
## 叩齿、舌轮转、吞津

叩齿时精神要集中，不能用力过大，上、下排牙齿互相轻叩 27 次；舌轮转时嘴巴轻轻闭合，舌尖在口腔中齿槽外面，先向左轮转 16 次，再向右轮转 16 次，使津液满口；吞津时先自然腹式呼吸 10 次，将口内积满的津液，在呼气完毕时分 3 次咽下。

### 第4节
## 床上腹式呼吸

患者采取仰卧位或右侧卧位，意守神阙穴，自然而柔和地做腹式呼吸。双眼微露光，去除一切杂念；嘴微闭，想象以腹部来带动鼻子呼吸；呼气与吸气的间隔时间大致相同，可呼吸 30 次。

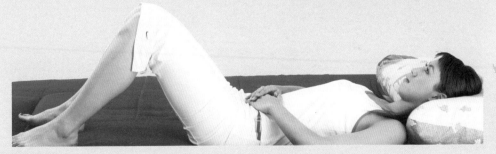

PART 7 全方位应对血管和血液疾病

## 足底按摩养护心血管

# 揉足底头部反射区

位于双脚拇趾末节掌面的全部。右半球大脑的反射区在左脚上，左半球大脑的反射区在右脚上。

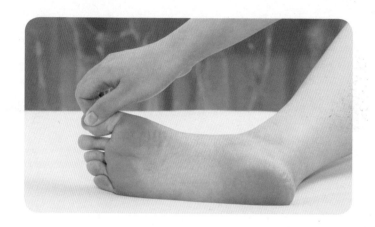

揉足底的头部反射区
2 ~ 3 分钟。

# 按足底耳部反射区

位于双脚第四脚趾与第五脚趾根部中间（包括脚底和脚背两个位置）。右耳反射区在左脚，左耳反射区在右脚。

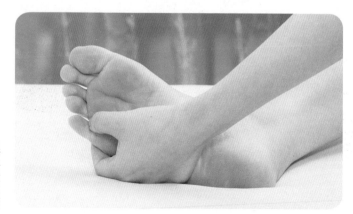

按压足底的耳部反射区 2 ~ 3 分钟。

# 防治冠心病方

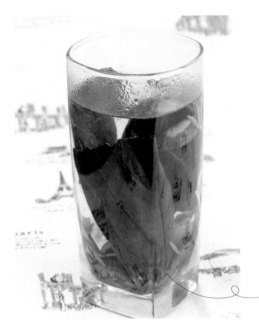

## 山楂柿叶茶

**材料** 柿叶 10 克，山楂 12 克，茶叶 3 克。

**做法** 以上各材料一起放入茶杯中用开水冲泡。

**功效** 山楂含有三萜类物质，有强心、增加冠状动脉血流、改善血液循环的作用。柿叶增加冠状动脉和脑部血流量。茶叶含钾，能排出体内多余的钠，缓解动脉粥样硬化。

增加冠状动脉血流量

## 蜂蜜香蕉饮

**材料** 茶叶 10 克，香蕉 50 克，蜂蜜适量。

**做法** 用开水泡好茶叶，取香蕉肉研碎并加入适量蜂蜜，然后调入茶中。

**功效** 茶叶有抗凝血作用，能促进纤维蛋白的溶解，对治疗冠心病有很好的效果，所含茶多酚可增强心肌和血管壁的弹性。蜂蜜增加血管弹性，保护心脏。

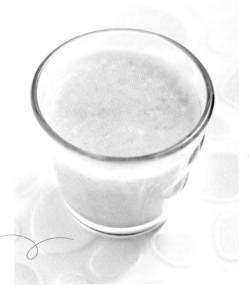

降脂护心

# 动脉粥样硬化

各种原因引起血管动脉壁增厚、变硬而缺乏弹性的病理变化，都可称为动脉粥样硬化。动脉粥样硬化的一般表现是脑力与体力衰退，轻者会出现头晕、头痛、记忆力下降等，重者可发展为认知功能障碍。如果人们不对动脉粥样硬化引起足够重视，它可能会给身体带来严重后果，如冠心病或脑卒中。

## 软化血管好食材

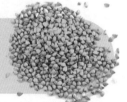

### 荞麦

荞麦中的黄酮类物质可加强和调节心肌功能。烟酸有效降低血脂，改善毛细血管通透性，增强血管弹性。

## 荞麦大米豆浆

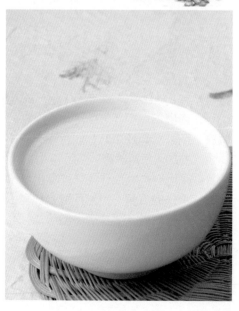

**材料**　黄豆 40 克，大米 25 克，荞麦 15 克。

**做法**

1　黄豆用清水浸泡 10 ~ 12 小时，洗净；大米和荞麦分别淘洗干净，用清水浸泡 2 小时。

2　大米、荞麦和浸泡好的黄豆一同倒入全自动豆浆机中，加水至上下水位线之间，煮至豆浆机提示豆浆做好即可。

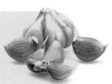

## 大蒜

大蒜含大蒜苷，能辅助治疗血脂异常、高血压，并能清除沉积在血管壁上的脂肪，防治动脉粥样硬化及冠状动脉狭窄引起的心绞痛。

# 蒜蓉菠菜

**材料** 菠菜 200 克，蒜蓉 15 克。

**调料** 姜末、盐各 3 克，香油少许，植物油适量。

**做法**

1 菠菜去根，择洗干净，焯水盛出，切段。

2 锅置火上，倒油，烧至五成热，下姜末、蒜蓉爆香，倒入菠菜翻炒至熟，加盐，倒一点香油即可。

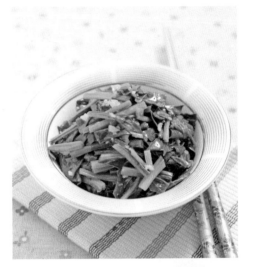

## 黑芝麻

黑芝麻含的亚油酸可降血脂，芝麻素和芝麻酚具有降低血清胆固醇的作用，抑制小肠吸收胆固醇。

# 黑芝麻黑枣黑米汁

**材料** 黑米 50 克，熟黑芝麻、黑枣各 15 克。

**调料** 冰糖 10 克。

**做法**

1 黑米洗净，用清水浸泡 2 小时；黑枣洗净，去核，切碎；黑芝麻碾碎。

2 黑米、黑枣、黑芝麻倒入豆浆机中，加水至上下水位线之间，按下"五谷"键，煮至豆浆机提示豆浆做好，加冰糖搅拌至化开即可。

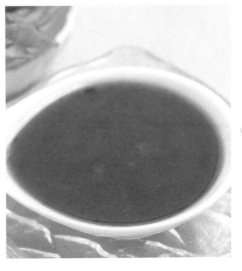

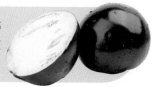

## 茄子

茄子含芦丁,可增强血管弹性,降低毛细血管通透性,防止毛细血管破裂,有利于心血管病防治。

# 茄夹子

**材料** 长茄子400克,猪瘦肉馅150克。

**调料** 葱末、姜末、料酒、酱油、盐各5克,面粉适量,香油少许,植物油适量。

**做法**

1 茄子洗净,去皮,切厚片,从每片中间片一刀,不切断;肉馅用料酒、酱油、姜末、葱末、盐、香油拌匀腌渍10分钟。

2 每片茄子中间都抹一层肉馅,均匀地裹上面粉。

3 锅内倒油,烧至六成热,下茄夹子炸至金黄色熟透后捞出。

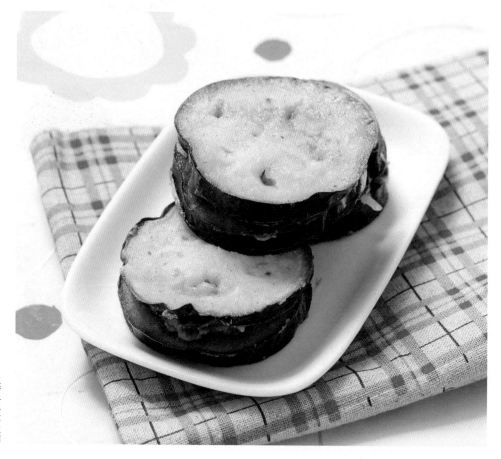

## 红薯

红薯中的胡萝卜素在人体内可转化成维生素A，能降低血液中低密度脂蛋白和血清胆固醇，预防动脉粥样硬化。

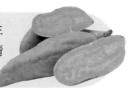

## 红薯粥

**材料**　大米50克，红薯75克。

**做法**

1　大米淘洗干净，加水浸泡；红薯洗干净，去皮，切滚刀块。

2　锅置火上，倒入适量的清水煮沸，将米倒入其中，大火煮沸，放入红薯块，转至小火熬煮20分钟即可。

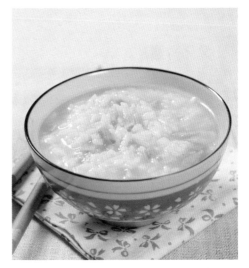

## 金橘

金橘中富含维生素C，能加速胆固醇转化，起到降脂和减缓动脉粥样硬化的作用，含有的金橘苷可减缓血管硬化。

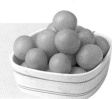

## 金橘菠菜豆浆

**材料**　金橘150克，菠菜100克，豆浆300毫升。

**做法**

1　金橘洗净，切成两半后去子；菠菜择洗干净，入沸水中焯烫，捞出凉凉后切小段。

2　金橘、菠菜和豆浆放入果汁机中搅打，倒入杯中即可。

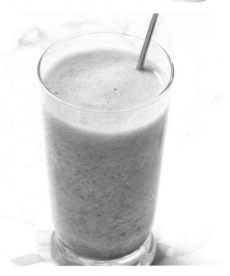

PART 7 全方位应对血管和血液疾病

# 游泳让血管更年轻

游泳可有效消耗人体能量，运动和生理学者测试表明，若在水中游 100 米，可消耗 23.9 千焦能量。长期游泳，增强心脏收缩力，使血管壁弹性增大，心输出血量也随之增加，锻炼出强有力的心脏和年轻的血管。

## 具体方法

1. 游泳时宜将心率保持在最大心率（最大心率 =220- 年龄）的 80% 左右。游一段时间后，对着表数脉搏在 6 秒钟内跳多少次，后面加个 "0" 就是 1 分钟的心率。

2. 尽量减少休息时间，直到下一个来回比上一个减少 10 秒钟时，才可稍作休息。快速短距离游，这样能更大限度消耗能量。

## 注意事项

下水前须做热身运动。在岸上做弯腰、压腿、摆手，伸展四肢，有利于防止游泳时抽筋，减少下水后发生意外事件的可能。

### 游自由泳的基本要点

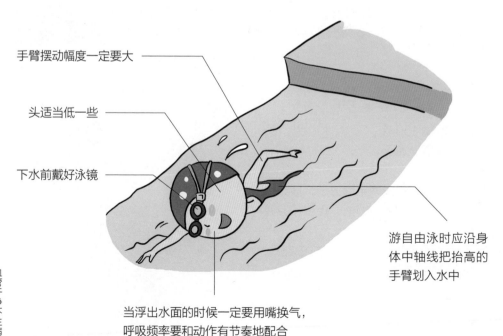

手臂摆动幅度一定要大

头适当低一些

下水前戴好泳镜

游自由泳时应沿身体中轴线把抬高的手臂划入水中

当浮出水面的时候一定要用嘴换气，呼吸频率要和动作有节奏地配合

# 骑自行车有助于新陈代谢

骑自行车运动，有益于提高人们的心肺功能和消化功能，还能促进血液循环和新陈代谢。长期骑自行车能改善心肺功能，预防心血管病的发生。

## 具体方法

1.有氧骑车法：以中速骑车，一般要连续骑30分钟左右，配合深呼吸，有效促进脂肪燃烧，防治血脂异常效果显著。

2.脚心骑车法：用脚心踩脚踏板，可使脚心上的穴位得到有效按摩，起到强身健体的保健功效。此外，每次骑车时，用一只脚蹬车30～50次，然后再换另一只脚，每天1次，减肥功效非常好。

## 注意事项

骑自行车锻炼前，最好将车座的高度和车把的弯度调好，行车中要保持身体稍向前倾，不要用力握把手。骑车减肥初期，不可太剧烈，以防受伤，速度大约15～20千米/时（心跳120～130次/分，踏板回转60～70转/分）。减肥后期，可适当增加骑车时间和速度，但一定要保证安全。

## 骑自行车的正确姿势

1.身体上半身要稍前倾。

2.手臂伸直，握紧车把。

3.两腿与车横梁平行，膝、髋关节保持协调。

4.脚掌先向下踩，小腿再向后缩而
拉回，再向上提，最后往前推。

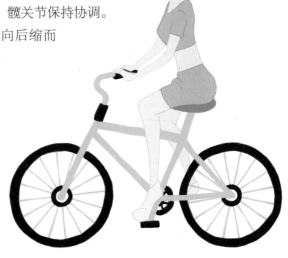

# 头部穴位按摩辅助治疗动脉粥样硬化

心血管病患者经常搓手梳头，能起到健脑益智、调节血压之功效，防治动脉粥样硬化。

## 头部按摩方法和涉及的穴位

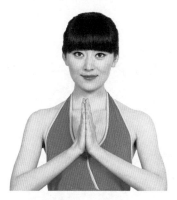

1. 两手相搓，将指尖搓热。

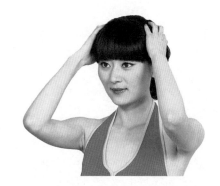

2. 搓热后，用十指尖接触头皮。

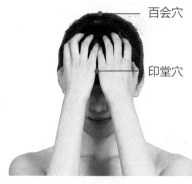

百会穴

印堂穴

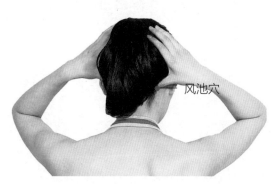

风池穴

3. 十指由前向后梳理，尽可能都梳到，经印堂穴、百会穴、风池穴时稍用力。

印堂穴：两眉头连线中点。

百会穴：在头顶正中线与两耳尖连线的交点处。

风池穴：位于后颈部，在后脑勺下方颈窝的两侧，与耳垂齐平，由颈窝往外约两个拇指处即是该穴。

# 软化血管方

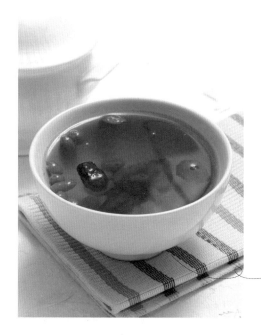

## 红枣枸杞茶

**材料** 红枣5枚，枸杞子15克，冰糖5克。

**做法** 红枣、枸杞子洗净，倒入锅内加水煮沸，加冰糖焖5分钟即可。

**功效** 枸杞子能降低血液中胆固醇含量，防止动脉粥样硬化；搭配红枣，还能抑制脂肪在肝细胞内沉积，促进肝细胞新生。

保护心脏

## 金橘蜜饯

防止血管硬化

**材料** 金橘400克，橙皮、槟榔各20克，白糖、蜂蜜适量。

**做法**

1 金橘洗净，去核；槟榔碾成粉；橙皮用水浸泡后切成细丝。

2 锅中加水和白糖煎煮成汁，放入金橘、橙皮丝、槟榔粉，煮至金橘熟烂。

3 加入蜂蜜，略煎煮片刻，收汁，凉凉即可。

**功效**

金橘富含维生素C和金橘苷，能强化毛细血管，降低血管脆性，对维护心血管功能效果好。

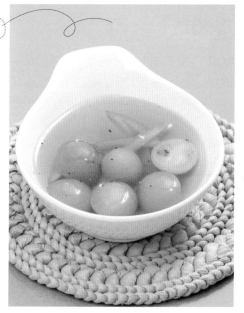

# 贫血

贫血指血液中的血红细胞容量减少，低于正常范围下限的一种常见的临床症状。贫血对身体的伤害很大，会引起心律不齐、头晕、乏力、气促、心悸。贫血的原因很多，有缺铁性贫血、失血性贫血、溶血性贫血、再生障碍性贫血，最为常见的是缺铁性贫血。饮食治疗、按摩保健、小偏方都是缓解贫血的有效手段。

## 补血好食材

### 猪肝

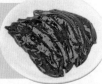

猪肝中含铁丰富，铁是制造血红蛋白的重要原料，可有效防治贫血，是补血佳品，非常适合缺铁性贫血患者食用。

## 菠菜炒猪肝

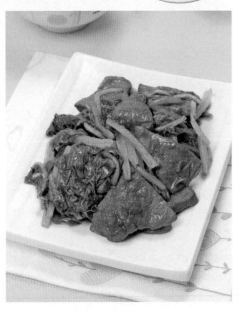

**材料**　猪肝 250 克，菠菜 100 克。

**调料**　水淀粉 30 克，料酒、醋各 10 克，葱末、姜末、蒜末、白糖各 5 克，盐 3 克，植物油适量。

**做法**

1 猪肝洗净，切片，加水淀粉、料酒抓匀；菠菜择洗干净，焯水，捞出沥干，切段。

2 锅置火上，倒油烧至六成热，炒香葱末、姜末、蒜末，放猪肝片炒散，放菠菜段、盐、白糖翻炒均匀，调入醋，用水淀粉勾芡即可。

## 红枣

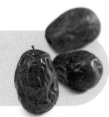

红枣有健脾益胃功效，可辅助治疗血虚症状。红枣中富含铁、维生素C等元素，对预防缺铁性贫血效果更好。

# 红枣芝麻红豆豆浆

**材料** 红豆50克，红枣5枚，熟黑芝麻10克，枸杞子10克。

**做法**

1 红豆浸泡5小时，洗净；红枣洗净，取肉切碎；黑芝麻擀碎；枸杞子洗净。

2 上述食材一同倒入全自动豆浆机中，加水至上下水位线之间，按下"豆浆"键，煮至豆浆机提示豆浆做好，晾至温热饮用。

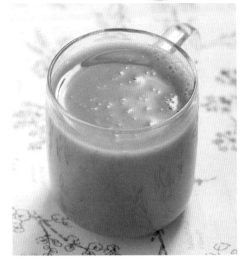

## 乌鸡

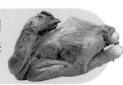

乌鸡含大量铁元素，有滋阴补血、健脾固冲作用，可有效治疗女性月经不调、缺铁性贫血。

# 山药乌鸡汤

**材料** 山药100克，乌鸡500克，红枣7枚。

**调料** 葱段、姜片、盐、枸杞子、植物油各适量。

**做法**

1 宰杀好的乌鸡去除内脏，洗净；山药去皮洗净，切厚片；红枣、枸杞子分别洗净。

2 取一干净砂锅，放入乌鸡、山药片、红枣、枸杞子、姜片、葱段、植物油，加水，小火炖2小时，用盐调味即可。

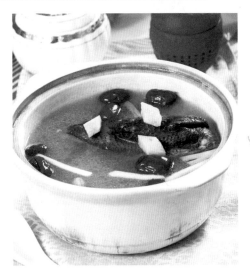

PART 7 全方位应对血管和血液疾病

# 按摩血海穴、天枢穴、膈俞穴、水沟穴可防治贫血

## 揉捻血海穴

大腿内侧，从膝盖骨内侧的上角，上面约三指宽筋肉的沟，一按就感觉到痛的地方即是血海穴。

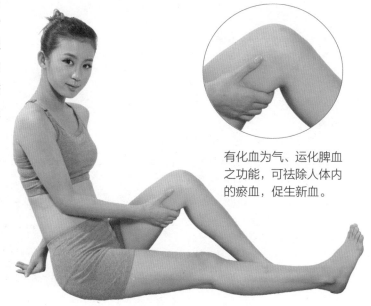

有化血为气、运化脾血之功能，可祛除人体内的瘀血，促生新血。

用拇指指腹揉捻两侧血海穴各5分钟，以有酸胀感为宜。

## 常按天枢穴

在腹部，肚脐旁开三横指，按压有酸胀感处即是。

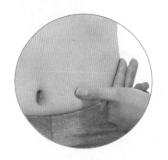

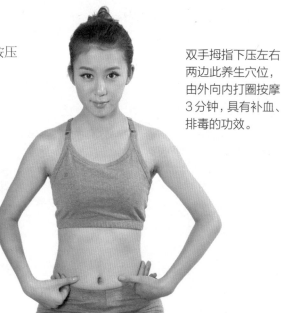

双手拇指下压左右两边此养生穴位，由外向内打圈按摩3分钟，具有补血、排毒的功效。

缓解消化不良、恶心呕吐的效果良好，可使胃经和大肠经保持活络，促进胃经内气血循环，帮助气血由胃经输向大肠经，从而预防贫血。

# 按揉膈俞穴

位于背部，肩胛骨下角水平连线与脊柱相连椎体处，其下缘旁开2横指处即是膈俞穴。

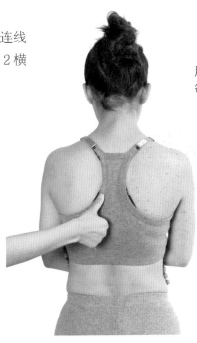

用大拇指按、揉压，每次2分钟。

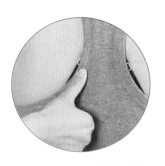

可以活血化瘀，兼具养血生血、健脾补心的功效，可辅助治疗气血不足。

# 按压水沟穴

位于面部，人中勾的上1/3与中1/3交点处，鼻唇沟的中点。

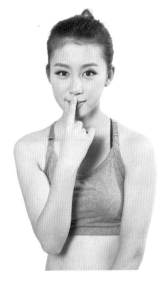

食指弯曲，用指尖揉按穴位，稍用力，以有特别刺痛的感觉为度，每次左右手各按3分钟。

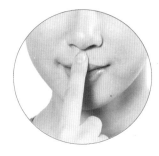

对昏迷、惊厥、牙痛有效，可辅助治疗鼻出血。

## 滋阴补血方

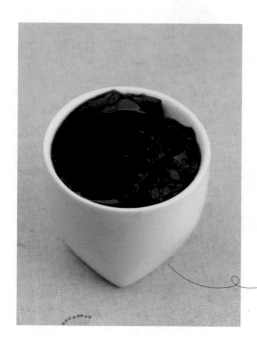

# 阿胶膏

**材料** 阿胶 250 克，红枣、核桃、黑芝麻各 150 克，黄酒 500 克。

**做法**

1 阿胶打碎，在黄酒里泡一周，直到阿胶呈海绵状。
2 加入炒好磨成粉的黑芝麻、核桃、红枣，在锅里隔水煮或蒸 1 小时。
3 煮或蒸的过程中要不断搅拌，冷却即可成为冻膏，放入冰箱冷藏室保存。

滋阴补血

# 红糖小米粥

**材料** 小米 100 克，红糖适量。

**做法**

1 小米淘洗干净，放入开水锅内，旺火烧开后，转小火煮至粥稠。
2 加入适量红糖搅匀，再煮开，盛入碗内。

**功效**

小米富含铁及其他造血微量元素；红糖所含有的营养物质吸收利用率高，有极佳的疗虚进补作用。红糖和小米一起煮粥，被人称"代参汤"。

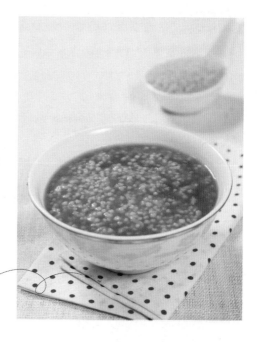

滋阴养胃、益血

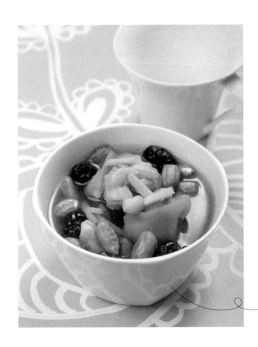

# 猪蹄花生红枣汤

**材料**　猪蹄 2 只，花生 50 克 ( 连衣 )，
　　　　红枣 10 枚。

**调料**　盐适量。

**做法**

**1**　猪蹄、花生、红枣洗净。

**2**　猪蹄、花生、红枣同入锅中，加水共
　　煮至熟烂，加入盐调味即可。

**功效**

猪蹄有补血通乳、生肌托疮的功效。花
生能调和脾胃、补血止血，花生外层红
衣补血效果更显著。

补血暖身

# 红豆花生粥

**材料**　大米、红豆、花生仁各 50 克，
　　　　红枣 7 枚。

**调料**　红糖适量。

**做法**

**1**　红豆、花生仁洗净，用冷水浸泡 4
　　个小时；红枣洗净，剔去枣核。

**2**　大米淘洗干净，用冷水浸泡 30 分
　　钟，捞出，沥干水分。

**3**　锅中加水，放入红豆、花生仁、红
　　枣，大火煮沸后，放入大米再改用小
　　火慢熬至成粥，以红糖调味即可。

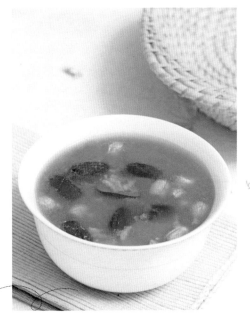

补铁、补血

# 其他心脑血管疾病

## 脑出血

脑出血是指非外伤性脑实质内出血。脑出血的常见病因是长期未认真控制的高血压引起的脑动脉血管破裂，其他病因还有脑血管畸形、血管炎等原因引起脑内动脉、静脉或毛细血管破裂出血。脑出血多在老年群体发生，近年发病者呈年轻化趋势，男性比女性发病率高，起病急，发展快，病残率、死亡率高。

### 预防脑出血的生活原则

1.保持有规律的生活，做力所能及的事情，切忌劳累。保持良好睡眠，注意控制紧张和焦虑。

2.充分控制高血压，坚持服用降压药。

3.不要做过量体力劳动和脑力劳动，超负荷工作有诱发脑出血的危险。搬运重物容易引起过度疲劳，对患有心血管病的人来说是一件危险的运动。

4.情绪激动是脑出血的重要原因，要保持良好心态和乐观情绪。

5.密切注意一些脑出血先兆的症状，如无诱因的头晕、晕厥，要及时就医。

6.脑出血在冬季的发病率较高，患高血压、心脑血管等疾病的老人，冬季要格外注意身体，以免发生意外。

7.切忌大量饮酒。大量饮酒可使血压急剧增高，从而引发脑出血或心肌梗死。

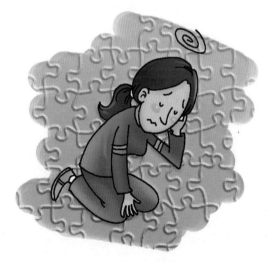

出现不明原因的头昏、头痛时及时就医

# 脑梗死

缺血性脑卒中统称脑梗死，包括脑血栓形成和脑栓塞，它是一种脑血液供应障碍引起的脑部病变。有心血管病的中老年人是脑梗死的高发人群，此外，烟民、过量饮酒者也易患脑梗死。

## 预防脑梗死的生活原则

1.控制血压。高血压是造成脑梗死的危险因素。心房颤动的患者如同时有糖尿病或高血压，应服用抗凝药物，如华法林钠片。现也有更新、更安全的抗凝药物，如达比加群酯胶囊和利伐沙班片。

2.戒烟限酒。吸烟、酗酒和脑梗死的发生呈明显的正相关。

3.预防便秘。便秘在老年人中很常见，要预防便秘，及时排出身体内的毒素。

4.防治高血糖。血糖过高也容易导致脑梗死，糖尿病患者脑梗死发生率是非糖尿病患者的4.2倍。

# 心肌梗死

心肌梗死的发病原因是冠状动脉内形成血栓、血流中断，从而导致部分心肌因严重持久缺血，发生局部坏死。通常有剧烈而持久的胸骨后疼痛、发热，以及心律失常、休克、心力衰竭。

## 预防心肌梗死的生活原则

1.吸烟者立即戒烟。

2.坚持适度体育锻炼，体育运动的方式和方法应有医疗机构指导的运动处方。

3.避免过度劳累，尤其是不要搬抬过重的物品。

4.科学洗澡。切忌在饱餐或饥饿的情况下洗澡，水温要与体温相当，洗澡时间不要过长。

5.认真控制好高血压、糖尿病。

# 心律失常

　　成年人正常的心率是 60 ～ 100 次 / 分钟。心律失常指心脏冲动的起源部位、心搏频率与节律以及冲动传导等任一项异常，心律失常也常见于器质性心脏病，如冠心病（尤其心肌梗死后），可见于心脏正常者，如室性期前收缩、房性期前收缩，无器质性心脏病的正常健康人。经常锻炼身体，坚持有氧运动者，会使心率减慢，这是身体健康长寿的表现。夜间偶尔出现心跳间歇，如没有晕厥症状，就没有危险，可能是生理性期前收缩引起的。心律失常不等于器质性心脏病。有些治疗心肌病、风湿性心脏病药物也可导致心律失常。

## 预防心律失常的生活原则

　　1. 定期检查心电图、电解质、甲状腺功能。

　　2. 控制引起心律失常的基础疾病，如高血压、糖尿病、冠心病、心力衰竭。

　　3. 中医认为"悲哀愁忧则心动，心动则五脏六腑皆摇"，这里的心动，即包括心律失常，保持稳定的情绪和乐观的精神状态对预防发生心律失常非常重要。

　　4. 保持良好的生活习惯。按时作息，进行有规律的适量运动。

　　5. 室性早搏不要过度射频消融，也不必使用抗心律失常药物。没有器质性心脏病的早搏，最好的治疗是不治疗。

心律失常的患者要合理规划饮食习惯，
尽量吃膳食纤维和维生素含量高的食物，
控制脂肪的摄入量

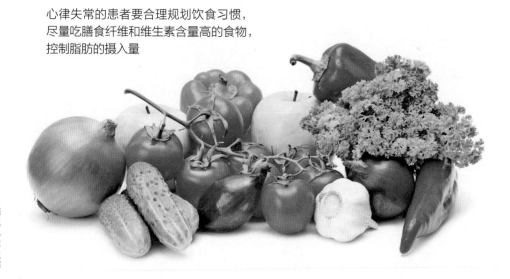

# 神门穴、极泉穴、心俞穴、膻中穴帮你保护心脑血管

## 点按神门穴

手腕部靠近小指的一侧有一条突出的筋，其与腕横纹相交的凹陷处即是神门穴。

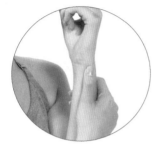

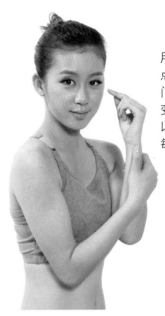

用拇指稍用力向下点压对侧手臂的神门穴后，保持压力不变，继而旋转揉动，以产生酸胀感为度，每次3～5分钟。

有扩张冠状动脉、增加冠状动脉血液流量的作用，可减轻心肌缺血的症状。

## 按压极泉穴

腋窝正中顶点，腋动脉搏动处。

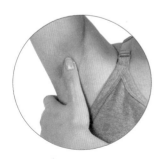

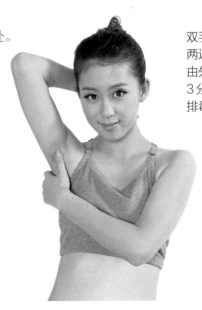

双手拇指下压左右两边此养生穴位，由外向内打圈按摩3分钟，具有补血、排毒的功效。

具有祛风解毒、通利官窍的作用，对高血压、动脉粥样硬化引起的冠心病有较好效果。

# 揉压心俞穴

低头时颈部高处，向下数第五个突起，旁开 1.5 寸即是此穴。

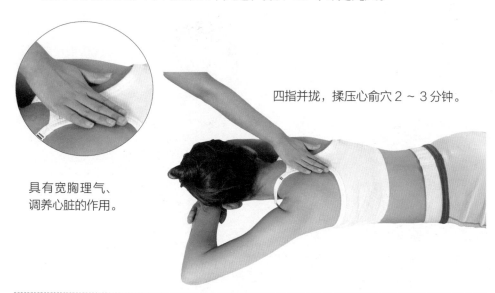

四指并拢，揉压心俞穴 2 ~ 3 分钟。

具有宽胸理气、
调养心脏的作用。

# 按压膻中穴

两乳头连线的中点即是膻中穴。

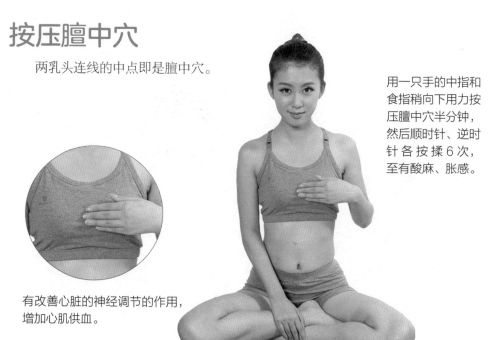

用一只手的中指和
食指稍向下用力按
压膻中穴半分钟，
然后顺时针、逆时
针各按揉 6 次，
至有酸麻、胀感。

有改善心脏的神经调节的作用，
增加心肌供血。

# 防治心脑血管病方

## 糖醋蒜汁

**材料** 大蒜瓣 500 克。

**调料** 糖、醋各适量。

**做法** 蒜瓣洗净晾干,浸泡在加有糖的陈醋中,淹没大蒜,浸泡 1个月以上。

**功效** 大蒜中有一种叫大蒜素的物质,能抗血小板凝结,预防血栓形成。蒜辣素中所含硫化物对高脂血症有明显防治作用。

预防血栓形成

## 四红汤

**材料** 干红枣、干龙眼各 20 克,红豆 30 克,红糖 5 克。

**做法** 龙眼去壳,红豆和红枣洗净,放入锅中加水炖至红豆熟烂,加红糖,然后小火继续炖一会儿即可。

**功效** 红枣含有较丰富的芦丁、维生素 C、环磷酸腺苷等,能够软化和扩张血管,抗过敏,还能增强心肌收缩力,对高血压有很好的防治效果。

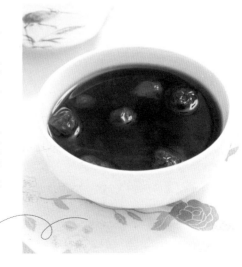

软化和扩张血管

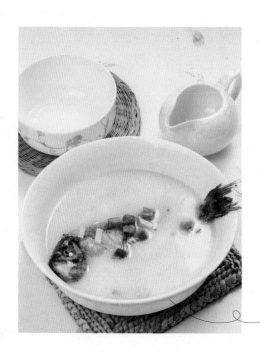

# 葛根鲫鱼汤

**材料**　鲫鱼200克，葛根50克。

**调料**　姜片、料酒各10克，盐5克，
植物油适量。

**做法**

**1** 鲫鱼去鳞、鳃和内脏，洗净，用料
酒、姜片和盐腌渍30分钟；葛根去
皮，切成厚块。

**2** 锅置火上，倒入植物油烧热，放入鲫
鱼煎至两面色黄，加适量清水，大火
煮沸后放入葛根块，用中火熬煮45
分钟，加盐调味即可。

平稳血糖、降脂

# 丹参海蜇煲

**材料**　海蜇皮500克，丹参15克。

**调料**　料酒10克，盐、姜片、葱段、
香油各适量。

**做法**

**1** 海蜇用清水浸泡30分钟，捞出沥
干，切4厘米长的段；丹参洗净润
透，切薄片。

**2** 丹参、姜片、葱段、料酒放入炖锅
内，加适量清水，置大火上烧沸，用
小火煲20分钟，加入海蜇皮、盐、
香油煮熟即可。

预防血栓

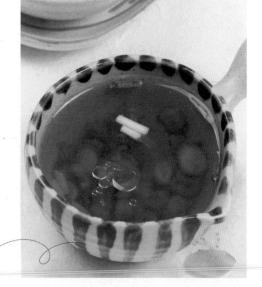